高等职业教育烹饪工艺与营养专业教材

餐饮食品安全与管理

王京法 主编

CANYIN SHIPIN ANQUAN YU GUANLI

中国轻工业出版社

图书在版编目（CIP）数据

餐饮食品安全与管理 / 王京法主编. —北京：中国轻工业出版社，2024.1

ISBN 978-7-5184-4580-6

Ⅰ.①餐… Ⅱ.①王… Ⅲ.①饮食业—食品安全—安全管理—高等职业教育—教材 Ⅳ.①R155.6

中国国家版本馆CIP数据核字（2023）第193169号

责任编辑：贺晓琴　吴曼曼　　责任终审：高惠京　　整体设计：锋尚设计
策划编辑：史祖福　贺晓琴　　责任校对：晋　洁　　责任监印：张　可

出版发行：中国轻工业出版社（北京鲁谷东街5号，邮编：100040）
印　　刷：三河市国英印务有限公司
经　　销：各地新华书店
版　　次：2024年1月第1版第1次印刷
开　　本：787×1092　1/16　印张：12.25
字　　数：282千字
书　　号：ISBN 978-7-5184-4580-6　定价：43.00元
邮购电话：010-85119873
发行电话：010-85119832　010-85119912
网　　址：http://www.chlip.com.cn
Email：club@chlip.com.cn

230511J2X101ZBW

本书编写人员

主　编

王京法　　昆明学院

副主编

毕　伟　　云南连云宾馆

王虹懿　　山东城市服务职业学院

刘福灿　　昆明学院

参　编（排名不分前后）

王胜娥　　昆明傲为世企业管理有限公司

肖　楠　　云南农业职业技术学院

邓玲玲　　云南经贸外事职业学院

田玉平　　黔南民族职业技术学院

许林荣　　怒江州民族中等专业学校

熊财丽　　怒江州民族中等专业学校

廖辰阳　　云南经贸外事职业学院

马乐文　　云南省曲靖应用技术学校

牛垣瑾　　云南轻纺职业学院

普亚娜　　云南技师学院（云南工贸职业技术学院）

房佳兰　　云南技师学院（云南工贸职业技术学院）

前言

党的二十大报告提到“中国共产党领导人民打江山、守江山，守的是人民的心”。

俗话说“民以食为天，食以安为先”。保障国民吃得饱、吃得好，保障食品安全是“增进民生福祉，提高人民生活品质”的重要体现。我国现行教育体系中涉及食品质量和安全专业知识的专业除普通高等教育的食品科学与工程类专业外，主要集中在职业教育的餐饮类专业。我国大部分普通高等教育本科学校招生，烹饪与营养教育专业的生源既包括普通高中毕业生，又包括来自职业教育体系的大专和中专中职生。长期以来，烹饪类、餐饮类专业的食品质量和安全类课程教学分工存在一定交叉，衔接性也有待进一步提高。

本系列教材的编写既充分考虑餐饮食品质量与安全相关课程的高等教育和职业教育的贯通性、衔接性，又考虑到普通高中毕业生源在烹饪与营养教育专业本科高等教育阶段相关知识体系的完整性。本系列教材共分5部：《餐饮食品安全与操作》《餐饮食品安全与管理》《食品安全基础》《餐饮食品质量与安全管理》《食品安全案例分析》，可供相关院校和培训机构选用。《餐饮食品安全与操作》适合中等职业教育的中餐烹饪、西餐烹饪、中西面点等专业选用；《餐饮食品安全与管理》适合高等职业教育大专层次的餐饮智能管理、烹饪工艺与营养、中西面点工艺、西式烹饪工艺、营养配餐等专业选用；《食品安全基础》适合普通高等教育本科的烹饪与营养教育专业作为基础课，或食品科学与工程类的其他本科专业选用；《餐饮食品质量与安全管理》适合烹饪与营养教育专业本科、烹饪与餐饮管理等本科专业选用；《食品安全案例分析》适合作为本系列教材的教辅或者餐饮类专业教育选修课的教材使用。此外，本套教材可以作为培训机构或餐饮服务单位培训参考教材使用。

《餐饮食品安全与管理》共分十章：第一章主要介绍我国的食品安全保

障体系；第二章介绍食源性疾病与食品污染的分类及预防食源性疾病的整体思路；第三章介绍餐饮食品安全的特点、风险的主要来源及餐饮食品安全的整体控制思路；第四章主要介绍餐饮企业进行食品安全管理的作用及具体的食品安全管理任务；第五章总结了当今比较流行的餐饮企业食品安全管理方法并对各种方法进行介绍；第六章结合我国的相关法律法规，对餐饮企业整体环境要求和重点岗位的食品安全管理职责进行了介绍；第七章介绍了我国餐饮企业食品安全治理中的应急管理和食品安全事故处理的基本知识，指导读者在企业建立自己的应急管理体系；第八章介绍了餐饮企业不同经营形式的食品安全管理关键点；第九章介绍了我国餐饮食品安全监督管理机制及常见的餐饮食品安全检测方法；第十章介绍餐饮服务食品安全职业道德内涵及建设途径。

与同类教材相比，本教材充分考虑到不同层次学生餐饮食品安全知识的衔接性，既涉及技术知识，又融入国家对食品行业的强制要求和思政教育，兼有餐饮行业食品安全管理学思想方法的引入，紧密围绕相关知识在实践中的应用，具有较强的可操作性和较好的实践指导价值。

因本教材知识跨度比较大，加上编写时间紧张，不足之处在所难免，敬请读者指正，期待有更多读者参与到教材的再版编写修订中。

编者

2023年9月

目 录

第四章 餐饮食品安全管理的作用与内容

第五章 餐饮企业常用管理方法

第六章 餐饮食品安全环境和岗位管理

第七章 餐饮企业食品安全应急预案

第八章
餐饮企业不同经营形式的食品安全管理

第九章
餐饮食品安全监管与检验

第十章
餐饮服务食品安全职业道德

附录

第一章

食品安全保障体系

第一节
我国食品安全治理

一、食品安全的概念

根据《中华人民共和国食品安全法》的描述，食品是指各种供人食用或饮用的成品和原料，以及按照传统既是食品又是中药材的物品，但是不包括以治疗为目的的物品。食品安全，指食品无毒、无害，符合应当有的营养要求，对人体健康不造成任何急性、亚急性或者慢性危害。可以看出食品安全本质上是对食品无危害及营养供给的要求，也是对食品的最基本要求。

二、我国现行食品安全治理体系

在我国，食品安全治理经过长期的探索逐渐形成了预防为主、风险管理、全程控制、社会共治的工作格局，建立科学的、严格的监督管理制度的全面治理体系。

县级以上人民政府食品安全监督管理部门和其他有关部门、食品安全风险评估专家委员会及其技术机构，按照科学、客观、及时、公开的原则，组织食品生产经营者、食品检验机构、认证机构、食品行业协会、消费者协会及新闻媒体等，就食品安全风险评估信息和食品安全监督管理信息进行交流沟通。食品安全的保障主要由以下几部分构成。

（一）预防

食品安全工作以预防为主，指各项安全保障工作关口前移，而不是等到发生问题再查处、追责，要提前消除食品安全隐患，防患于未然。

在《中华人民共和国食品安全法》中充分体现了预防为主的原则，如规定责任约谈制度。对于政府相关部门，要求食品安全监管部门及时监管、发现和消除隐患："县级以上人民政府食品安全监督管理等部门未及时发现食品安全系统性风险，未及时消除监督管理区域内的食品安全隐患的，本级人民政府可以对其主要负责人进行责任约谈。地方人民政府未履行食品安全职责，未及时消除区域性重大食品安全隐患的，上级人民政府可以对其主要负责人进行责任约谈。被约谈的食品安全监督管理等部门、地方人民政府应当立即采取措施，对食品安全监督管理工作进行整改。"此外，按照《中华人民共和国食品安全法》的要求，我国从2010年开始组织实施国家食品安全风险监测和风险评估工作，已初步掌握了主要食品污染状况和趋势，对发现的隐患及时开展风险评估，通报相关监管部门及时制定、修订相关限量标准，有效发挥了监测评估的预警作用。

对于食品生产经营者，食品安全法要求“食品生产经营过程中存在食品安全隐患，未及时采取措施消除的，县级以上人民政府食品安全监督管理部门可以对食品生产经营者的法定代表人或者主要负责人进行责任约谈。食品生产经营者应当立即采取措施，进行整改，消除隐患。责任约谈情况和整改情况应当纳入食品生产经营者食品安全信用档案”。食品安全法还要求食品生产经营者建立自查制度，规定“食品生产经营者应当建立食品安全自查制度，定期对食品安全状况进行检查评价。生产经营条件发生变化，不再符合食品安全要求的，食品生产经营者应当立即采取整改措施；有发生食品安全事故潜在风险的，应当立即停止食品生产经营活动，并向所在地县级人民政府食品安全监督管理部门报告。”

国家在要求食品生产经营企业遵守法律法规和食品安全国家标准基础上，还鼓励和支持食品生产经营者为提高食品安全水平采用先进技术和先进管理规范，鼓励食品生产经营企业符合良好生产规范要求，实施危害分析与关键控制点体系。

（二）风险管理

食品安全的风险管理是指食品安全风险监测、风险评估、风险交流、风险监督管理等与风险有关的制度与措施。我国已经逐渐建立起一套食品安全风险管理体系。

国务院卫生行政部门依照食品安全法和国务院规定的职责，组织开展食品安全风险监测和风险评估，会同国务院食品安全监督管理部门制定并公布食品安全国家标准。

食品安全风险监测结果表明可能存在食品安全隐患的，县级以上人民政府卫生行政部门会及时将相关信息通报同级食品安全监督管理、农业行政等部门，并报告本级人民政府和上级人民政府卫生行政部门。

食品安全监督管理等部门会组织开展进一步调查。县级以上人民政府食品安全监督管理部门根据食品安全风险监测、风险评估结果和食品安全状况等，确定监督管理的重点、方式和频次，实施风险分级管理。食品安全风险监测结果表明存在食品安全隐患，食品安全监督管理等部门经进一步调查确认有必要通知相关食品生产经营者的，会通知食品生产经营者。为了强化食品生产经营风险管理，科学有效实施监管，落实食品安全监管责任，保障食品安全，原食品药品监督管理局还印发了《食品生产经营风险分级管理办法》，后简称《办法》。该《办法》以风险分析为基础，结合食品生产经营者的食品类别、经营业态及生产经营规模、食品安全管理能力和监督管理记录情况，按照风险评价指标，划分食品生产经营者风险等级，并要求结合地方监管资源和监管能力，对食品生产经营者实施不同程度的监督管理。

（三）全程控制

我国正逐步建立起食品生产消费的全过程风险管控和监管机制，树立起“从农田到餐桌”全程风险防控理念，综合运用风险监测评估、行政许可、日常监管、监督抽检等手段，加强风险交流平台建设，切实做到严防、严管、严控食品安全风险。

我国已经逐步建立起程序公开透明、多领域专家广泛参与、评审科学权威的标准研制制度以及全社会多部门深入合作的标准跟踪评价机制，涵盖国家、省、市、县四级食品污染和有害因素监测、食源性疾病监测两大监测网络，以及国家食品安全风险评估体系。截至2022年11月，我国已发布食品安全国家标准1478项，涵盖从农田到餐桌、从生产加工到产品全链条、各环节主要的健康危害因素，保障各类人群的饮食安全。

（四）社会共治

食品安全社会共治，是指调动社会各方力量，包括政府相关职能部门、有关生产经营单位、社会团体、第三方企业、教育机构、媒体乃至社会成员个人，共同参与食品安全工作，推动完善社会管理手段，形成食品安全社会共治的格局。

依法治国要求政府在法律框架内行使权利，政府对食品安全的监管已难以做到“无所不在”“无所不能”，需要各利益相关者和多社会主体的积极参与。食品安全法在一些具体规定上充分体现了社会共治原则，比如：食品行业协会应当加强行业自律，按照章程建立健全行业规范和奖惩机制，提供食品安全信息、技术等服务，引导和督促食品生产经营者依法生产经营，推动行业诚信建设，宣传、普及食品安全知识；消费者协会和其他消费者组织对违反食品安全法的规定，侵害消费者合法权益的行为，依法进行社会监督；对查证属实的举报，应给予举报人奖励，对举报人的相关信息予以保密，保护其合法权益，对举报所在企业食品安全违法行为的内部举报人给予特别保护，明确企业不得通过解除或者变更劳动合同等方式，对举报人进行打击报复；强调监管部门应当准确、及时、客观地公布食品安全信息，鼓励新闻媒体对食品安全违法行为进行舆论监督，同时规定有关食品安全的宣传报道应当客观、真实，任何单位和个人不得编造、散布虚假食品安全信息等。

社会共治是社会管理的新举措，是实现公共利益最大化的一种重要途径，也是解决食品安全监管中存在的监管力量相对不足等突出问题的有效手段。食品安全社会共治，需要政府监管责任和企业主体责任共同落实，行业自律和社会监督相互促进，形成社会各相关方良性互动、有序参与、共同监督的良好社会环境，引导食品生产经营者落实主体责任，强化道德观念，倡导诚信从业风气，促使食品安全保障由单纯依靠食品安全监管部门向多方主体主动参与、共同发挥作用的综合治理手段的方向发展。

（五）监督管理制度

制度可理解为在一定历史条件下形成的法令、法规、规范、规定等。我国的食品安全监督管理制度主要是由一系列的法律法规、强制标准、规章、行政规范性文件等与食品安全有关的规范性文件和条款构成。

1997年9月，党的十五大报告提出“依法治国，建设社会主义法治国家”这一重大战略。党的十八届四中全会通过的《中共中央关于全面推进依法治国若干重大问题的决定》，对新形势下全面推进依法治国作出战略部署。2014年10月，习近平总书记强调：“推进国家治理体系和治理能力现代化，必须坚持依法治国，为党和国家事业发展提供根本性、全局性、长期性的制度保障。”随着依法治国的部署和推进，食品安全的监督管理也逐渐走向更加规范的依法监督管理，围绕“科学、统一、权威、高效”的目标，我国不断深化食品安全监管体制改革，走过了从分散监管、综合监管到统一监管的艰难过程。食品安全监管也逐渐进入新阶段，由单一监管走向了全面治理。

要全面深入地理解我国食品安全监督管理制度，就要深入地研究食品安全相关的法律法规、标准、规章、行政规范性文件等与食品安全有关的规范性文件和条款。

三、我国食品安全治理体系主要参与者

（一）政府相关部门与机构

1. 地方人民政府

《中华人民共和国食品安全法》对地方人民政府在食品安全中所负的责任进行了明确规定。

（1）县级以上地方人民政府对本行政区域的食品安全监督管理工作负责，统一领导、组织、协调本行政区域的食品安全监督管理工作以及食品安全突发事件应对工作，建立健全食品安全全程监督管理工作机制和信息共享机制。

（2）县级以上地方人民政府依照食品安全法和国务院的规定，确定本级食品安全监督管理、卫生行政部门和其他有关部门的职责。有关部门在各自职责范围内负责本行政区域的食品安全监督管理工作。

（3）县级以上地方人民政府实行食品安全监督管理责任制。上级人民政府负责对下

一级人民政府的食品安全监督管理工作进行评议、考核。县级以上地方人民政府负责对本级食品安全监督管理部门和其他有关部门的食品安全监督管理工作进行评议、考核。

（4）县级以上地方人民政府应当对食品生产加工小作坊、食品摊贩等进行综合治理，加强服务和统一规划，改善其生产经营环境，鼓励和支持其改进生产经营条件，进入集中交易市场、店铺等固定场所经营，或者在指定的临时经营区域、时段经营。

（5）县级以上人民政府应当将食品安全工作纳入本级国民经济和社会发展规划，将食品安全工作经费列入本级政府财政预算，加强食品安全监督管理能力建设，为食品安全工作提供保障。县级以上人民政府食品安全监督管理部门和其他有关部门应当加强沟通、密切配合，按照各自职责分工，依法行使职权，承担责任。

（6）县级以上地方人民政府应当根据有关法律法规的规定和上级人民政府的食品安全事故应急预案以及本行政区域的实际情况，制定本行政区域的食品安全事故应急预案，并报上一级人民政府备案。

（7）县级以上人民政府食品安全监督管理部门根据食品安全风险监测、风险评估结果和食品安全状况等，确定监督管理的重点、方式和频次，实施风险分级管理。县级以上地方人民政府组织本级食品安全监督管理、农业行政等部门制定本行政区域的食品安全年度监督管理计划，向社会公布并组织实施。

2. 食品安全委员会

（1）国务院食品安全委员会　国务院食品安全委员会是根据《中华人民共和国食品安全法》的规定，为贯彻落实食品安全法，切实加强食品安全监管工作成立的机构。国务院食品安全委员会负责分析食品安全形势，研究部署、统筹指导食品安全工作，提出食品安全监督管理的重大政策措施，督促落实食品安全监督管理责任。县级以上地方人民政府食品安全委员会按照本级人民政府规定的职责开展工作。2018年3月，根据第十三届全国人民代表大会第一次会议批准的国务院机构改革方案，将国务院食品安全委员会具体工作交由国家市场监督管理总局承担。

（2）基层食品安全委员（或食品安全领导小组）　通常负责综合协调食品安全的检测和评价工作，会同有关部门制定食品安全监管信息发布办法并监督实施，综合有关部门的食品安全信息并定期向社会公布，协调处理以政府名义开展的对外食品安全工作事宜，承办县委、县政府和县政府办公室交办的其他事项。

3. 市场食品安全监督管理部门

市场食品安全监督管理部门在部级层面由国家市场监督管理总局负责，地方层面由省、市、区（县）的相应部门负责。国家市场监督管理总局和地方市场监督管理部门共同组成市场监督管理体系，国家市场监督管理总局职能更侧重政策层面，基层市场监督管理部门主要进行市场监督管理工作的执行。

（1）国家市场监督管理总局　国家市场监督管理总局下属的与食品安全监督管理相关的部门主要有：食品安全协调司、食品生产安全监督管理司、食品经营安全监督管理司、特殊食品安全监督管理司、食品安全抽检监测司、产品质量安全监督管理司等，它们分担不同的食品安全工作。

食品安全协调司：拟订推进食品安全战略的重大政策措施并组织实施；承担统筹协调食品全过程监管中的重大问题，推动健全食品安全跨地区跨部门协调联动机制工作；承办国务院食品安全委员会日常工作。

食品生产安全监督管理司：分析掌握生产领域食品安全形势，拟订食品生产监督管理和食品生产者落实主体责任的制度措施并组织实施；组织食盐生产质量安全监督管理工作；组织开展食品生产企业监督检查，组织查处相关重大违法行为；指导企业建立健全食品安全可追溯体系。

食品经营安全监督管理司：分析掌握流通和餐饮服务领域食品安全形势，拟订食品流通、餐饮服务、市场销售食用农产品监督管理和食品经营者落实主体责任的制度措施，组织实施并指导开展监督检查工作；组织食盐经营质量安全监督管理工作；组织实施餐饮质量安全提升行动；指导重大活动食品安全保障工作；组织查处相关重大违法行为。

特殊食品安全监督管理司：特殊食品安全监督管理司，分析掌握保健食品、特殊医学用途配方食品和婴幼儿配方乳粉等特殊食品领域安全形势，拟订特殊食品注册、备案和监督管理的制度措施并组织实施；组织查处相关重大违法行为。

食品安全抽检监测司：拟订全国食品安全监督抽检计划并组织实施，定期公布相关信息；督促指导不合格食品核查、处置、召回；组织开展食品安全评价性抽检、风险预警和风险交流；参与制定食品安全标准、食品安全风险监测计划，承担风险监测工作，组织排查风险隐患。

产品质量安全监督管理司：拟订国家重点监督的产品目录并组织实施；承担产品质量国家监督抽查、风险监控和分类监督管理工作；指导和协调产品质量的行业、地方和专业性监督；承担工业产品生产许可管理和食品相关产品质量安全监督管理工作；承担棉花等纤维质量监督工作。

其他：国家市场监督管理总局还有一些部门也会涉及食品安全事宜，比如：法规司、认可与检验检测监督管理司、标准技术管理司、认证监督管理司等。

（2）基层市场监督管理部门　不同地方的区和县下设的市场监督管理局内部分科（股）可能有所不同，有的把食品生产安全监督管理和食品经营食品安全监督管理分开，有的则合并为食品安全监管科（股），还有的把食品安全监管工作分为食品生产流通安全监督管理科（股）和食品餐饮安全监督管理科（股）等。基层市场监督管理部门承担食品安全监督管理的具体执行工作。基层市场监督管理部门在食品安全方面通常主要负责，但不局限于以下工作：拟订推进国家、省、市食品安全战略的重大政策措施并组织实施，统筹协调食品全过程监管中的问题，推动健全食品安全跨地区跨部门协调联动工作机制；拟订并组织实施食品生产监督管理和食品生产经营者落实主体责任的制度措施；负责辖区食品生产和经营许可的监督检查和许可信息的备案登记管理；组织实施食品安全监督抽检计划，定期公布相关信息；组织特殊食品生产质量安全监督管理工作，食盐专营管理和食盐质量安全监督管理工作；组织开展食品生产经营企业（可能含食品生产小作坊和流动摊贩）及食品相关产品生产企业监督检查，并查处违法行为；在监督管理工作中发现需要进行食品安全风险评估的，向卫生健康部门提出建议；参与食品安全事故的调查与处理；组织实施不合格食品核查、处置、召回；参与食品安全宣传教育工作；指导企业建立健全食品安全可追溯体系。

4. 其他食品安全相关职能部门

（1）卫生行政部门　包括中华人民共和国国家卫生健康委员会（简称国家卫生健康委员会）和基层卫生行政部门。

国家卫生健康委员会：国家卫生健康委员会食品安全标准与监测评估司内设综合处、食品安全标准管理处、食品安全风险监测与评估处、食品营养处，主要负责组织会同相关部门拟订食品安全国家标准，开展食品安全风险监测、评估和交流，承担新食品原料、食品添加剂新品种、食品相关产品新品种的安全性审查。

基层卫生行政部门：基层卫生行政局在食品安全监督管理方面的工作主要有负责食品安全风险评估工作；会同市场监督管理等部门制订、实施食品安全风险监测计划；对通过食品安全风险监测或者接到举报发现食品可能存在安全隐患的，组织进行检验和食品安全风险评估，并及时向同级市场监督管理局等部门通报食品安全风险评估结果；在调查处理传染病或者其他突发公共卫生事件中发现与食品安全相关的信息，及时通报同级食品安全监督管理部门；发生食品安全事故，疾病预防控制机构（隶属于卫生行政部门）对事故现场进行卫生处理，并对与事故有关的因素开展流行病学调查，并向同级食品安全监督管理、卫生行政部门提交流行病学调查报告；医疗机构（公办的隶属于卫生行政部门）发现其接收的病人属于食源性疾病病人或者疑似病人的，应当按照规定及时将相关信息向所在地县级人民政府卫生行政部门报告。

（2）农业行政部门　包括中华人民共和国农业农村部（简称农业农村部）和基层农业农村部门。

农业农村部：农业农村部农产品质量监督管理司内设综合处、标准处、监测处、监督处、应急与评估处，主要负责组织实施农产品质量安全监督管理有关工作；指导农产品质量安全监管体系、检验检测体系和信用体系建设；承担农产品质量安全标准、监测、追溯、风险评估等相关工作。

基层农业农村部门：主要负责农产品质量安全监督管理。组织开展农产品质量安全监测、追溯、风险评估，发布有关农产品质量安全状况信息；参与制定和执行农产品质量安全地方标准；指导农业检验检测体系建设。

（3）出入境检验检疫部门　包括中华人民共和国海关总署（简称海关总署）和基层进出口食品安全部门。

海关总署：海关总署进出口食品安全局拟订进出口食品、化妆品安全和检验检疫的工作制度，依法承担进口食品企业备案注册和进口食品、化妆品的检验检疫、监督管理工作，按分工组织实施风险分析和紧急预防措施工作。依据多双边协议承担出口食品相关工作。海关总署还设有卫生检疫司、动植物检疫司和商品检验司与检验检疫有关的部门，但食品安全局主要负责进出口食品安全相关工作。

基层进出口食品安全部门：拟订关区进出口食品、化妆品安全和检验检疫管理规范；依法承担进口食品企业备案注册和进口食品、化妆品检验检疫、监督管理工作；按分工组织实施风险分析和紧急预防措施；依据多双边协议承办出口食品相关工作。

（4）公安机关　在食品安全方面，公安部门主要负责建立完善行政执法和刑事司法衔接机制。县级以上人民政府食品安全监督管理等部门发现涉嫌食品安全犯罪的，会按照有关规定及时将案件移送公安机关。对移送的案件或公安部门发现的，经审查认为有犯罪事实需要追究刑事责任的，公安部门立案侦查。公安机关在食品安全犯罪案件侦查过程中认为没有犯罪事实，或者犯罪事实显著轻微，不需要追究刑事责任，但依法应当追究行政责任的，会将案件移送食品安全监督管理等部门和监察机关进行处理。

违反食品安全法，情节严重、许可证被吊销、需依法拘留的，公安机关对其直接负责的主管人员和其他直接责任人依法实施拘留。违法使用剧毒、高毒农药的，除依照有关法律法规规定给予处罚外，可以由公安机关依法拘留。

违反食品安全法规定，拒绝、阻挠、干涉有关部门、机构及其工作人员依法开展食品安全监督检查、事故调查处理、风险监测和风险评估，构成违反治安管理行为的，由公安机关依法给予治安管理处罚。

违反食品安全法的规定，编造、散布虚假食品安全信息，构成违反治安管理行为的，由公安机关依法给予治安管理处罚。

公安机关对发现的食品安全违法行为，经审查没有犯罪事实或者立案侦查后认为不需要追究刑事责任，但依法应当予以行政拘留的，作出行政拘留的处罚决定；不需要予以行政拘留但依法应当追究其他行政责任的，将案件及有关材料移送同级食品安全监督管理等部门处理。

发布未依法取得资质认定的食品检验机构出具的食品检验信息，或者利用上述检验信息对食品、食品生产经营者进行等级评定，欺骗、误导消费者，构成违反治安管理行为的，由公安机关依法给予治安管理处罚。

阻碍食品安全监督管理等部门工作人员依法执行职务，构成违反治安管理行为的，由公安机关依法给予治安管理处罚。

（二）食品生产经营者

食品生产经营者对其生产经营食品的安全负责。食品生产经营者应当依照法律法规和食品安全标准从事生产经营活动，保证食品安全，诚信自律，对社会和公众负责，接受社会监督，承担社会责任。

消费者因不符合食品安全标准的食品受到损害的，可以向经营者要求赔偿损失，也可以向生产者要求赔偿损失。接到消费者赔偿要求的生产经营者，应当实行首负责任制，先行赔付，不得推诿；属于生产者责任的，经营者赔偿后有权向生产者追偿；属于经营者责任的，生产者赔偿后有权向经营者追偿。

（三）第三方机构

1. 检验与认证机构

食品生产企业应当就原料检验、半成品检验、成品出厂检验等制定并实施控制措施；中央厨房和集体用餐配送单位应制定检验检测计划，定期对大宗食品原料、加工制作环境等自行或委托具有资质的第三方机构进行检验检测。食品检验机构、食品检验人员出具虚假检验报告的，由授予其资质的主管部门或者机构撤销该食品检验机构的检验资质，没收所收取的检验费用，并处检验费用五倍以上十倍以下罚款，检验费用不足一万元的，并处五万元以上十万元以下罚款；依法对食品检验机构直接负责的主管人员和食品检验人员给予撤职或者开除处分；导致发生重大食品安全事故的，对直接负责的主管人员和食品检验人员给予开除处分。食品检验机构出具虚假检验报告，使消费者的合法权益受到损害的，应当与食品生产经营者承担连带责任。

国家鼓励食品生产经营企业符合良好生产规范（GMP）要求，实施危害分析与关键控制点（HACCP）体系，提高食品安全管理水平。认证机构出具虚假认证结论，由认证认可监督管理部门没收所收取的认证费用，并处认证费用五倍以上十倍以下罚款，认证费用不足一万元的，并处五万元以上十万元以下罚款；情节严重的，责令停业，直至撤销认证机构批准文件，并向社会公布；对直接负责的主管人员和负有直接责任的认证人员，撤销其执业资格。

2. 科研机构

国家鼓励和支持开展与食品安全有关的基础研究、应用研究，鼓励和支持食品生产经营者为提高食品安全水平采用先进技术和先进管理规范。国家对农药的使用实行严格的管理制度，加快淘汰剧毒、高毒、高残留农药，推动替代产品的研发和应用，鼓励使用高效、低毒、低残留农药。

3. 保险公司

国家鼓励食品生产经营企业参加食品安全责任保险。办理食品安全责任保险，是以被保险人对因其生产经营的食品存在缺陷造成第三者人身伤亡和财产损失时依法应负的经济赔偿责任为保险标的的保险。食品生产经营企业应积极参加食品安全责任险，通过投保提高企业风险承受能力，落实食品安全主体责任。

（四）社会团体

社会团体是指由自然人、法人和其他组织自愿组成，为实现会员的共同意愿，按照章程开展活动的非营利性社会组织。

1. 食品行业协会

食品行业协会通过加强行业自律，按照章程建立健全行业规范和奖惩机制，提供食品安全信息、技术等服务，引导和督促食品生产经营者依法生产经营，推动行业诚信建设，宣传、普及食品安全知识。

2. 消费者协会

消费者协会和其他消费者组织对损害消费者合法权益的行为，可依法进行社会监督。

（五）教育培训机构

国家将食品安全知识纳入国民素质教育内容，普及食品安全科学常识和法律知识，增强全社会的食品安全意识。涉及食品生产经营知识的相关教育培训机构应主动普及食品安全知识。

（六）媒体

新闻媒体开展食品安全法律法规以及食品安全标准和知识的公益宣传，并对食品安全违法行为进行舆论监督。

（七）其他组织及个人

任何组织或者个人都有权举报食品安全违法行为，依法向有关部门了解食品安全信息，对食品安全监督管理工作提出意见和建议。在食品安全工作中做出突出贡献的单位和个人，可按照国家有关规定得到表彰、奖励。

第二节 法律法规、规章及规范性文件

一、法律法规、规章及规范性文件概念

（一）法律

食品安全法律法规是食品生产经营者必须遵守的行为准则，是食品产业得以持续健康发展的重要保障。深入了解、充分掌握食品安全相关法律法规，对餐饮服务单位进行食品安全管理具有十分重要的意义。

法律有广义、狭义两种理解。广义的法律指法的整体，包括法律、有法律效力的解释及行政机关为执行法律而制定的规范性文件等。狭义的法律则专指拥有立法权的国家权力机关依照立法程序制定的规范性文件，在我国指全国人大及其常委会制定的规范性文件。在与法规等一起谈时，法律是指狭义上的法律。

（二）法规

法规也有广义和狭义之分，广义的法规指法律、法令、条例、规则、章程等法定文件的总称。广义的法规指国家机关制定的规范性文件。狭义的法规分为行政法规和地方性法规。行政法规指我国最高行政机关即国务院依照法定权限和法定程序制定和修改的规范性文件。地方性行政法规则指法定的地方国家权力机关（地方各级人民代表大会）依照法定的权限，在不与宪法、法律和行政法规相抵触的前提下，制定和颁布的在本行政区域范围内实施的规范性文件。法规一般用“条例”“规定”“细则”“规则”“办法”等称谓，部分为“决议”“决定”等，如《中华人民共和国食品安全法实施条例》《国务

院关于加强食品等产品食品安全监督管理的特别规定》等。

（三）规章

规章亦可分为（国务院）部门规章和地方政府规章。规章主要指国务院组成部门及直属机构，省、自治区、直辖市人民政府及省、自治区政府所在地的市和设区市的人民政府，在其职权范围内，为执行法律法规需要制定的事项或属于本行政区域的具体行政管理事项而制定的规范性文件。规章一般称为“规定”“办法”，但不能用“条例”，如《食品经营许可和备案管理办法》《食品生产经营风险分级管理办法》《上海市行政规范性文件管理规定》等。

（四）规范性文件

我国法律法规对于规范性文件的含义、制发主体、制发程序和权限以及审查机制等，尚无全面、统一的规定。关于规范性文件可以从下面几方面理解：规范性文件也有广义、狭义两种理解。广义上讲，规范性文件指属于法律范畴（即法律法规、规章）的立法性文件和除此以外的由国家机关和其他团体、组织制定的具有约束力的非立法性文件的总和。狭义上讲，规范性文件多特指行政性规范文件，指除法律法规、规章以外的国家机关在职权范围内依法制定的具有普遍约束力的文件。日常使用多取规范性文件的狭义概念，以下是几条关于规范性文件的描述，可参考理解。

《北京市行政规范性文件备案规定》（北京市人民政府第268号令，2016年4月12日市人民政府第112次常务会议审议通过，自2016年7月1日起施行）：“本规定所称行政规范性文件，是指市人民政府工作部门、区人民政府及其工作部门、乡镇人民政府（以下统称制定机关）制定的，涉及公民、法人和其他组织权利和义务，具有普遍约束力的文件；不包括制定机关的内部工作制度、人事任免决定、对具体事项的处理决定，以及涉密和依法不对外公布的文件。”

《上海市行政规范性文件管理规定》（2019年6月5日上海市人民政府令第17号公布，自2019年8月1日起施行）：“本规定所称的行政规范性文件（以下简称“规范性文件”），是指除政府规章外，由行政机关依照法定权限、程序制定并公开发布，涉及公民、法人和其他组织权利义务，具有普遍约束力，在一定期限内可以反复适用的公文。”

《云南省行政规范性文件制定和备案办法》（2017年11月20日云南省人民政府令第212号公布，自2018年1月1日起施行）：“本办法所称行政规范性文件（以下简称规范性文件），是指行政机关和法律法规授权的具有管理公共事务职能的组织（以下简称法律法规授权组织）制定并公布，涉及公民、法人和其他组织权利义务，具有普遍约束力，在一定期限内反复适用的文件，但规章除外。”

二、法律法规体系与食品安全

（一）我国市场经济法规体系

市场经济法规体系是一个十分庞大的系统工程，我国市场经济法规体系结构如图1-1所示，由8个部分构成，其具体内容符合宪法的相关规定。

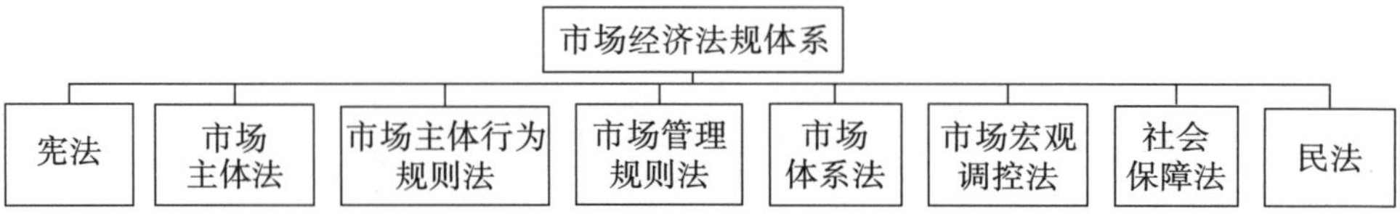

图 1-1　我国市场经济法规体系结构

法和经济基础是密不可分的，其相互关系主要表现为：第一，法是建立在一定的经济基础之上的上层建筑的重要组成部分，其性质由产生它的经济基础的性质决定，但不能由此简单地认为法不受其他社会因素的影响和制约。第二，法反作用于产生它的经济基础。法的这种反作用有两种情况：一是促进生产力的发展，对社会起进步作用；二是阻碍生产力的发展，对社会发展起反作用。法律究竟起什么作用，这主要取决于它所确认和维护的生产关系的性质。

中国特色社会主义法律体系以宪法为统帅，由法律、行政法规、行政规章、地方性法规等多个层次的法律规范构成。这些法律规范由不同立法主体按照宪法和法律规定的立法权限制定，具有不同法律效力，都是中国特色社会主义法律体系的有机组成部分，共同构成一个科学和谐的统一整体。

法规与标准是保证市场经济正常运转和公平竞争的一个重要的特殊工具。根据前述情况，我们可以清楚地看到与食品有关的法律主要涵盖于市场管理规则法之中。

（二）食品标准与法规在市场经济法规体系中的作用

法律法规对市场经济的规范作用主要表现在规范市场经济运行过程中政府管理和市场主体的行为，明确什么是合法的，或者法定应该无条件执行的；什么是非法的，或者是必须明令禁止的。在我国市场经济和企业行为还不够完善和规范的情况下，运用国家政权的力量，制定规范市场经济运行的法规，对不合理的经济行为实行必要的干预，是很重要的一个措施。

我国现行有关食品安全的法律法规主要有：《中华人民共和国食品安全法》《中华人民共和国农产品质量安全法》《中华人民共和国产品质量法》，以及相关法律如《中华人民共和国计量法》《中华人民共和国国境卫生检疫法》《中华人民共和国标准化法》《中华人民共和国进出境动植物检疫法》《中华人民共和国进出口商品检验法》《中华人民共和国农业法》《中华人民共和国畜牧法》《中华人民共和国动物防疫法》等。

2009年颁布实施的《中华人民共和国食品安全法》，确定了我国食品安全监管体系的地位，按照“从土地到餐桌”的全程监管的理念，坚持“预防为主、源头治理”的工作思路，形成了“全国统一领导，地方政府负责，部门指导协调，各方联合行动”的监管工作格局。《中华人民共和国食品安全法》在2015年进行修订，2018年进行了第一次修正，2021年进行了第二次修正。

就标准的本质而言，标准不等于法律法规，但标准与法律法规有着密切的内在联系，在功能上有许多相似之处。要保持良好的市场经济秩序，必须要有完善的标准体系来支撑法律法规体系的实施，否则，再好的法律法规也难以实施到位。只有法律法规与标准相互配套，各自发挥特有的功能，才能确保市场经济的正常运行，提高食品质量与安全性，使市场经济健康和可持续发展。

三、我国涉及食品安全的法律法规和规章典型代表

（一）《中华人民共和国食品安全法》

中华人民共和国成立后，20世纪50年代，我国卫生部就已经发布了一系列的食品卫生监督管理相关规章和标准，1995年10月30日第八届全国人民代表大会常务委员会第十六次会议通过《中华人民共和国食品卫生法》，并以第五十九号主席令公布，自公布之日起施行。其后，相继制定或修订了一系列相关的法律法规和标准，使得我国食品卫生与安全监督管理体系逐步完善。自2009年2月28日经第十一届全国人大常委会第七次会议审议通过并于2009年6月1日起实施的《中华人民共和国食品安全法》标志着“食品卫生”的概念发展到全面“食品安全”，使我国食品安全监督管理工作进入一个新的发展时期。随后食品安全法在2014年进行了大修，2018年为适应国家机构改革又进一步进行了修正，2021年进行第二次修正。2021版的食品安全法包括总则、食品安全风险监测和评估、食品安全标准、食品生产经营、食品检验、食品进出口、食品安全事故处置、监督管理、法律责任、附则共十章一百五十四条，成为我国食品安全法律体系中法律效力层次最高的规范性文件，也是制定从属性相关法规、规章及其他规范性文件的依据，建议读者详细研读原文。

（二）《中华人民共和国食品安全法实施条例》

《中华人民共和国食品安全法实施条例》（以下简称《条例》）于2009年7月20日由国务院第557号令公布并实施，其后根据2016年2月6日《国务院关于修改部分行政法规的决定》进行了修改，新的条例于2019年10月11日以国务院第721号公布，并自2019年12月1日起施行。

《条例》根据《中华人民共和国食品安全法》制定，并细化了食品安全法的具体条款，使食品安全法的相关法律条款更具体和更具操作性，并进一步明确国家将食品安全知识纳入国民素质教育内容，普及食品安全科学常识和法律知识，增强全社会的食品安全意识。新的《条例》共计八十六条，是我国食品安全领域紧密联系食品安全法的重要的行政法规。

（三）《食品经营许可和备案管理办法》

国家对食品生产经营实行许可制度。从事食品生产、食品销售、餐饮服务，应当依法取得许可。

原中华人民共和国卫生部（简称卫生部）曾于2005年12月15日发布《食品卫生许可证管理办法》，要求“任何单位和个人从事食品生产经营活动，应当向卫生行政部门申报，并按照规定办理卫生许可证”。《中华人民共和国食品安全法》出台后，原卫生部于2010年3月4日发布《餐饮服务许可管理办法》（同日《食品卫生许可证管理办法》失效），要求“餐饮服务实行许可制度。餐饮服务提供者应当取得《餐饮服务许可证》”，并规定“餐饮服务提供者在本办法施行前已经取得《食品卫生许可证》的，该许可证在有效期内继续有效”，2011年4月18日还发布《关于加强餐饮服务单位附设甜品站食品安全监管工作的通知》，对就甜品站餐饮服务许可和监管工作进行了规定。（2016年2月3日国务院发布《国务院关于整合调整餐饮服务场所的公共场所卫生许可证和食品经营许可证的决定》，规定“取消地方卫生部门对饭馆、咖啡馆、酒吧、茶座4类公共场所核发的卫生许可证，有关食品安全许可内容整合进食品药品监管部门核发的食品经营许可证，由食品药品监管部门一家许可、统一监管”。表明卫生许可证正式退出历史舞台。）

2015年8月31日，原中华人民共和国国家食品药品监督管理总局（简称国家食品药品监督管理总局）公布《食品经营许可管理办法》（以下简称《办法》），要求“在中华人民共和国境内，从事食品销售和餐饮服务活动，应当依法取得食品经营许可”，并于2015年9月30日发布《国家食品药品监督管理总局关于启用〈食品经营许可证〉的公告》声明：“原食品流通、餐饮服务许可证有效期未届满的继续有效；食品经营者在原食品流通、餐饮服务许可证有效期内申请更换为食品经营许可证的，许可机关应按照有关规定予以更换；原食品流通、餐饮服务许可证有效期届满，由原发证机关予以注销”。餐饮服务许可证也开始逐渐退出历史舞台。

2017年11月7日，原国家食品药品监督管理总局令第37号通过《国家食品药品监督管理总局关于修改部分规章的决定》，对《办法》进行了修改。《办法》分总则，许可审查基本要求，食品销售的许可审查要求，许可证管理，变更、延续、补办与注销，监督检查，法律责任，附则共八章五十七条。从事餐饮活动除有特殊规定的都应按照《食品经营许可和备案管理办法》取得食品经营许可证。

2023年6月国家市场监督管理总局发布了《食品经营许可和备案管理办法》，该办法于2023年12月1日生效，《食品经营许可管理办法》同期失效。

（四）《食品生产经营风险分级管理办法》

为了强化食品生产经营风险管理，科学有效实施监管，落实食品安全监管责任，保障食品安全，2016年9月7日，原国家食品药品监督管理总局发布了《国家食品药品监督管理总局关于印发〈食品生产经营风险分级管理办法〉的通知》并于2016年12月1日起实施。食品生产经营风险分级管理是指食品安全监督管理部门以风险分析为基础，结合食品生产经营者的食品类别、经营业态及生产经营规模、食品安全管理能力和监督管理记录情况，按照风险评价指标，划分食品生产经营者风险等级，并结合当地监管资源和监管能力，对食品生产经营者实施的不同程度的监督管理。《食品生产经营风险分级管理办法》适用于食品药品监管部门对所有获得食品生产经营许可证的食品生产、食品销售和餐饮服务等食品生产经营者及食品添加剂生产者实施风险分级管理（还适用于婴幼儿配方乳粉、特殊医学用途配方食品、保健食品等特殊食品的生产经营）。

《食品生产经营风险分级管理办法》明确了在食品安全管理中风险分级管理概念、风险分级管理的适用范围、风险分级原则、食品生产经营风险等级的划分依据、食品生产经营风险等级划分方法、风险因素量化指标制定权限、风险等级实行动态调整的要求、风险分级结果的运用，共五章（含总则、风险分级、程序要求、结果运用、附则）四十条。

（五）《学校食品安全与营养健康管理规定》

为贯彻《中华人民共和国食品安全法》，进一步加强学校食堂食品安全工作，确保学校食堂食品安全，保障师生身体健康，原国家食品药品监督管理局和中华人民共和国教育部（简称教育部）于2010年4月23日联合下发《关于进一步加强学校食堂食品安全工作的意见》。为适应我国社会发展，进一步保障学生和教职工在校集中用餐的食品安全与营养健康，加强监督管理，根据《中华人民共和国食品安全法》《中华人民共和国教育法》《中华人民共和国食品安全法实施条例》等法律法规，中华人民共和国教育部、中华人民共和国国家市场监督管理总局、中华人民共和国卫生健康委员会于2019年2月20日联合发布《学校食品安全与营养健康管理规定》（以下简称《规定》）。《规定》共分八章（分为总则、管理体制、学校职责、食堂管理、外购食品管理、食品安全事故调查与应急处置、责任追究、附则）六十四条，自2019年4月1日起施行，2002年9月20日教育部、原卫生部发布的《学校食堂与学生集体用餐卫生管理规定》同时废止。

（六）《餐饮服务明厨亮灶工作指导意见》

为督促餐饮服务提供者加强食品安全管理，诚信守法经营，规范公开加工过程，推动餐饮服务食品安全社会共治，根据《中华人民共和国食品安全法》的有关规定，国家市场监督管理总局于2018年4月26日发布了《餐饮服务明厨亮灶工作指导意见》（以下简称《意见》），提出鼓励餐饮服务提供者实施明厨亮灶工程，鼓励餐饮服务提供者将视频信息上传至网络平台，并对实施明厨亮灶工程相关视频设备提出要求。《意见》还明确：国家市场监督管理总局负责指导餐饮服务明厨亮灶工作；省级食品安全监管部门负责指导管理本行政区域餐饮服务明厨亮灶工作；市、县级食品安全监管部门负责管理本行政区域餐饮服务明厨亮灶工作。按照《意见》要求，各省、自治区、直辖市食品安全监管部门可结合本地实际，制定餐饮服务明厨亮灶工作实施方案。

（七）《网络餐饮服务食品安全监督管理办法》

为加强网络餐饮服务食品安全监督管理，规范网络餐饮服务经营行为，保证餐饮食品安全，保障公众身体健康，根据《中华人民共和国食品安全法》等法律法规，原国家食品药品监督管理总局于2017年11月6日发布《网络餐饮服务食品安全监督管理办法》，2020年进行了修订，成为对网络餐饮服务第三方平台提供者、通过第三方平台和自建网站提供餐饮服务的餐饮服务提供者、利用互联网提供餐饮服务者的重要指导文件和食品安全行监管部门的重要监管依据。

（八）《餐饮服务单位食品安全管理人员培训管理办法》

为加强和规范餐饮服务单位食品安全管理人员管理，提高餐饮服务单位食品安全管理能力和水平，2012年5月17日，原国家食品药品监督管理局发布了《餐饮服务单位食品安全管理人员培训管理办法》（以下简称《办法》）。该《办法》共二十条，自2011年

7月1日起实施，对餐饮服务单位食品安全管理人员的培训做出了相关规定。2011年8月3日原国家食品药品监督管理局还发出通知并印发了《餐饮服务单位食品安全管理人员培训大纲》。为落实《中华人民共和国食品安全法》规定，强化餐饮服务食品安全管理人员必备知识的普及，督促餐饮服务提供者进一步落实食品安全主体责任，提升餐饮业质量安全水平，国家市场监督管理总局于2018年4月19日发布了《市场监管总局办公厅关于印发〈餐饮服务食品安全管理人员必备知识参考题库〉》的通知并附“餐饮服务食品安全管理人员必备知识参考题库”，进一步细化了对餐饮服务食品安全管理人员必备知识的要求。

（九）《餐饮服务食品安全操作规范》

为加强餐饮服务食品安全管理，规范餐饮服务经营行为，保障消费者饮食安全，原国家食品药品监督管理局曾于2011年8月22日发布《餐饮服务食品安全操作规范》（以下简称《规范》），长期以来该《规范》对于规范餐饮服务经营行为和指导食品安全监管部门进行餐饮服务食品安全管理起到很大的作用，但随着经济和社会的发展，旧的《规范》已经不能完全满足新的要求。

为指导餐饮服务提供者规范经营行为，落实食品安全法律法规、规章和规范性文件要求，履行食品安全主体责任，提升食品安全管理能力，保证餐饮食品安全，市场监管总局修订了《餐饮服务食品安全操作规范》，并于2018年6月22日发布了《市场监管总局关于发布〈餐饮服务食品安全操作规范〉的公告》，新的《规范》自2018年10月1日起施行。该《规范》不但是食品安全监管的重要指导文件，更是对餐饮服务提供者进行食品安全制售的重要指导，建议餐饮服务从业者详细研读。

四、法律法规的效力与变更

需要说明的是，我国已经逐步形成围绕食品安全的系统性法律法规体系，在本节只列举了其中的很少一部分。在本教材的附录中列出了教材撰写过程参考的主要法律法规，并对相关法律法规与本教材的紧密程度进行了标注，建议读者研读原文。

另外，读者在阅读本节内容时还要注意以下方面。

（一）关于法律法规的效力

（1）宪法具有最高的法律效力，一切法律、行政法规、地方性法规、自治条例和单行条例、规章都不得同宪法相抵触。

（2）法律的效力高于行政法规、地方性法规、规章。行政法规的效力高于地方性法规、规章。

（3）地方性法规的效力高于本级和下级地方政府规章。省、自治区的人民政府制定的规章的效力高于本行政区域内的设区的市、自治州的人民政府制定的规章。

（4）自治条例和单行条例依法对法律、行政法规、地方性法规作变通规定的，在本自治地区适用自治条例和单行条例的规定。经济特区法规根据授权对法律、行政法规、地方性法规作变通规定的，在本经济特区适用经济特区法规的规定。

（5）部门规章之间、部门规章与地方政府规章之间具有同等效力，在各自的权限范围内施行。

（6）同一机关制定的法律、行政法规、地方性法规、自治条例和单行条例、规章，特别规定与一般规定不一致的，适用特别规定；新的规定与旧的规定不一致的，适用新的规定。

（7）法律、行政法规、地方性法规、自治条例和单行条例、规章不溯及既往，但为了更好地保护公民、法人和其他组织的权利和利益而作的特别规定除外。

（8）法律之间对同一事项的新的一般规定与旧的特别规定不一致，不能确定如何适用时，由全国人民代表大会常务委员会裁决。行政法规之间对同一事项的新的一般规定与旧的特别规定不一致，不能确定如何适用时，由国务院裁决。

（9）地方性法规、规章之间不一致时，由有关机关依照下列规定的权限作出裁决。

①同一机关制定的新的一般规定与旧的特别规定不一致时，由制定机关裁决。

②地方性法规与部门规章之间对同一事项的规定不一致，不能确定如何适用时，由国务院提出意见，国务院认为应当适用地方性法规的，应当决定在该地方适用地方性法规的规定；认为应当适用部门规章的，应当提请全国人民代表大会常务委员会裁决。

③部门规章之间、部门规章与地方政府规章之间对同一事项的规定不一致时，由国务院裁决。

根据授权制定的法规与法律规定不一致，不能确定如何适用时，由全国人民代表大会常务委员会裁决。

（10）法律、行政法规、地方性法规、自治条例和单行条例、规章有下列情形之一的，由有关机关依照《中华人民共和国立法法》规定的权限予以改变或者撤销。

①超越权限的。

②下位法违反上位法规定的。

③规章之间对同一事项的规定不一致，经裁决应当改变或者撤销一方的规定的。

④规章的规定被认为不适当，应当予以改变或者撤销的。

⑤违背法定程序的。

（二）改变或撤销法律法规的权限

（1）全国人民代表大会有权改变或者撤销它的常务委员会制定的不适当的法律，有权撤销全国人民代表大会常务委员会批准的违背宪法和本法第七十五条第二款规定的自治条例和单行条例。

（2）全国人民代表大会常务委员会有权撤销同宪法和法律相抵触的行政法规，有权撤销同宪法、法律和行政法规相抵触的地方性法规，有权撤销省、自治区、直辖市的人民代表大会常务委员会批准的违背宪法和本法第七十五条第二款规定的自治条例和单行条例。

（3）国务院有权改变或者撤销不适当的部门规章和地方政府规章。

（4）省、自治区、直辖市的人民代表大会有权改变或者撤销它的常务委员会制定的和批准的不适当的地方性法规。

（5）地方人民代表大会常务委员会有权撤销本级人民政府制定的不适当的规章。

（6）省、自治区的人民政府有权改变或者撤销下一级人民政府制定的不适当的规章。

（7）授权机关有权撤销被授权机关制定的超越授权范围或者违背授权目的的法规，必要时可以撤销授权。

（三）食品安全法与相关法规和规章关系

我国正处于社会快速发展阶段，近十年我国不管是在食品安全管理思路上，还是在部门管理上都发生了重大变化，而《中华人民共和国食品安全法》是我国食品安全法律体系中法律效力层次最高的规范性文件，是制定从属性相关法规、规章及其他规范性文件的依据，读者详细研读《中华人民共和国食品安全法》对于理解我国餐饮服务食品安全管理的其他法规、规章和规范条例将大有裨益。

（四）关注法律的修改动态

由于历史原因和时代发展的需要，有些法规、规章或者规范性文件已经不能适应社会发展，目前还没有废除或修改，读者需注意相关法规、规章和规范性文件的废除和新发布动态。

（五）关注地方性法规和规章

本节内容主要集中于国家各部委涉及食品安全的重要法规、规章及规范性文件，对于地方性的法规、规章及规范性文件并未提及，而地方性法规、规章和规范性文件是进行地方食品安全管理的重要组成部分，读者需要结合地方法规、规章和规范性文件学习才能使食品安全知识更好“落地”。

第三节 食品安全标准

《国家标准管理办法》（2022）将标准定义为：农业、工业、服务业以及社会事业等领域需要统一的技术要求。标准包括国家标准、行业标准、地方标准和团体标准、企业标准。国家标准分为强制性标准、推荐性标准，行业标准、地方标准是推荐性标准。强制性标准必须执行。国家鼓励采用推荐性标准。

一、标准化与食品标准

（一）标准化与标准

标准化是指为了在一定范围内获得最佳的秩序，对实际的或潜在的问题制定共同使用和重复使用的条款。

标准化是人类经济社会发展的必然要求。标准化从萌芽到现在，已经伴随人类社会发展了几千年，但被当作一门科学来研究，也不过几十年的事，标准化的概念也一直处在不断完善和发展的过程中。1983年，国际标准化组织发布的ISO第2号指南中对标准化给出的定义为：“标准化主要是对科学、技术与经济领域内，重复应用的问题给出解决办法的目的活动，其目的在于获得最佳秩序。一般来说，包括制定、发布和实施标准的过程。”

我国国家标准《标准化工作指南　第1部分：标准化和相关活动的通用术语》（GB/T 20000.1—2014）对标准化定义为“为了在既定范围内获得最佳秩序，促进共同效益，对现实问题或潜在问题确立共同使用和重复使用的条款以及编制、发布和应用文件的活动。注：标准化活动确立的条款，可形成标准化文件，包括标准和其他标准化文件；标准化的主要效益在于为了产品、过程或服务的预期目的改进它们的适用性，促进贸易、交流以及技术合作。”这样的标准化的描述与国际标准化组织给出的概念基本一致。

（二）标准化的作用意义

标准化是国民经济建设和社会发展的重要基础工作之一，是各行业实现管理现代化的前提。搞好标准化工作，对参与国际经济大循环，促进科学技术向生产力的转化，使国民经济走可持续发展道路等都有重要的意义。

（三）国内标准的代号

我国国家标准的代号由大写汉字拼音字母构成，强制性国家标准代号为“GB”，推荐性国家标准的代号为“GB／T”。国家标准的编号由国家标准的代号、标准发布顺序号和标准发布年代号（四位数）组成，如图1–2所示。

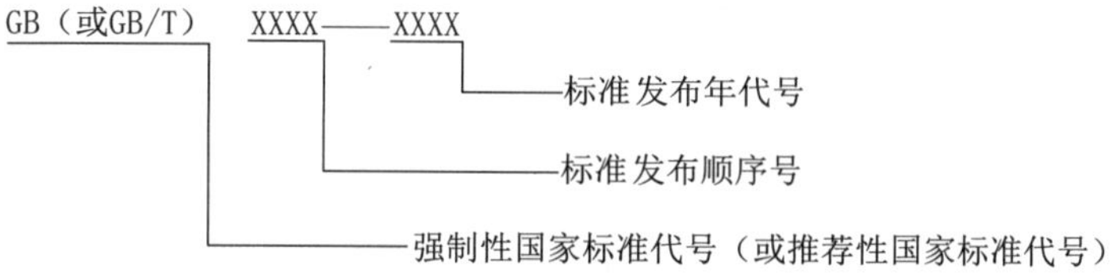

图 1-2　国家标准编号示意图

国务院标准化行政主管部门审查确定并正式公布该行业标准代号。行业标准代号由汉字拼音大写字母组成。行业标准的编号由行业标准代号、标准发布顺序及标准发布年代号组成。

地方标准的编号，由地方标准代号、顺序号和年代号三部分组成。省级地方标准代号，由汉语拼音字母“DB”加上其行政区划代码前两位数字组成。市级地方标准代号，由汉语拼音字母“DB”加上其行政区划代码前四位数字组成。

（四）食品标准

1. 我国食品标准与分类

我国现行标准可以从不同角度进行分类，按效力性质可分为强制性标准和推荐性标准两类；按层次可分为国家标准、行业标准、地方标准、团体标准和企业标准五类；按标准内容可分为技术标准、管理标准和工作标准。

（1）标准按效力性质分类　强制性标准是由法律规定必须遵照执行的标准。强制性标准以外的标准是非强制性标准，又叫推荐性标准。依据《中华人民共和国标准化法》规定，国家标准分为强制性标准、推荐性标准，行业标准、地方标准是推荐性标准。

（2）标准按层次分类　国家标准、行业标准、地方标准、团体标准和企业标准。①对保障人身健康和生命财产安全、国家安全、生态环境安全以及满足经济社会管理基本需要的技术要求，制定强制性国家标准。对满足基础通用、与强制性国家标准配套、对各有关行业起引领作用等需要的技术要求，可以制定推荐性国家标准。②对没有推荐性国家标准、需要在全国某个行业范围内统一的技术要求，可以制定行业标准。③为满足地方自然条件、风俗习惯等特殊技术要求，可以制定地方标准。④国家鼓励学会、协会、商会、联合会、产业技术联盟等社会团体协调相关市场主体，共同制定满足市场和创新需要的团体标准，由本团体成员约定采用或者按照本团体的规定供社会自愿采用。⑤企业可以根据需要自行制定企业标准，或者与其他企业联合制定企业标准。

（3）标准按内容分类　标准按内容可以分为：技术标准、管理标准和工作标准三类。

技术标准是对标准化领域中需要统一的技术事项所制定的标准。技术标准按功能又可以进一步分为：基础（通用）技术标准、产品标准、工艺标准、检验和试验方法标准、设备标准、原材料标准、安全标准、环境保护标准、卫生标准等。

管理标准是对标准化领域中需要协调统一的管理事项所制定的标准。主要是针对管理目标、管理项目、管理业务、管理程序、管理方法和管理组织所作的规定。

工作标准是为实现工作（活动）过程的协调、提高工作质量和工作效率，对每个职能和岗位的工作制定的标准。按岗位制定的工作标准通常包括岗位目标、工作程序和工作方法、业务分工和业务联系（信息传递）方式、职责权限、质量要求与定额、对岗位人员的基本技术要求、检查考核办法等内容。

（4）标准按信息载体分类　标准按信息载体可以分为标准文件和标准样品。标准文件是为了规范某行业内或某种工作而制定的统一标准，以文字形式表达，以文件形式颁布。标准样品是以实物形式表达的样品。

2. 标准与法规的互补

标准就本质而言不等于法律法规，标准不具有像法律法规那样代表国家意志的属性，它更多地是以科学合理的技术规定，为人们提供一种最佳选择，但标准与法律法规之间关系密切。在我国市场经济逐步完善的过程中，要保持良好市场经济秩序，需要运用国家政权的力量，制定规范市场经济运行的法规，对不合理的经济行为进行必要的干预，同时必须要有完善的标准体系来支撑法规的实施。就食品行业而言，建立食品法规，实行多层次的监管，配合食品标准的使用充分发挥各自特有的功能，才能有效地保证食品的质量与安全，从而保证市场经济的正常运行和健康可持续发展。

二、食品安全标准的管理

截至2022年11月，我国共有1478项有效的食品安全标准，基本已经形成了一套行之有效的食品安全标准体系。食品安全标准的管理需要遵守《中华人民共和国食品安全法》《中华人民共和国标准化法》和《食品安全标准管理办法》。食品安全标准是强制执行的标准，包括食品安全国家标准和食品安全地方标准。

（一）食品安全标准制定的基本要求

食品安全标准的制定范围应当符合《中华人民共和国食品安全法》的规定。除法律法规规定外，不得制定食品安全标准。制定食品安全标准应当以食品安全风险评估结果为依据，以保障公众身体健康为宗旨，做到科学合理、安全可靠、公开透明。

（二）食品安全标准的制定部门

国家卫生健康委员会会同国务院有关部门负责食品安全国家标准的制定工作。

各省、自治区、直辖市人民政府卫生健康行政部门负责食品安全地方标准的制定工作。

（三）食品安全标准的制定程序

1. 国家食品安全标准

食品安全标准制定工作包括规划、计划、立项、起草、征求意见、审查、批准、编号、公布、跟踪评价和修订。

（1）食品安全国家标准规划、计划和立项　国家卫生健康委员会会同国务院有关部门制定食品安全国家标准规划。食品安全国家标准规划草案应当公开征求意见。各有关部门认为本部门负责监管的领域需要制定（修订）食品安全国家标准的，应当在每年编制食品安全国家标准制定（修订）计划前，向国家卫生健康委提出立项建议。

国家卫生健康委员会组织成立食品安全国家标准审评委员会（以下简称审评委员会），负责审评食品安全国家标准年度立项计划，审评食品安全国家标准，提出实施食品安全国家标准的意见建议，研究及解决食品安全国家标准实施中的重大问题。

（2）食品安全国家标准起草　国家卫生健康委员会采取委托、招标等形式，选择食品安全国家标准项目承担单位。秘书处办公室负责项目承担单位资格的初审，秘书处进行复审。审查合格的，由秘书处按程序办理。多家单位共同承担起草项目时，根据秘书处办公室的建议，由秘书处在其中指定牵头单位。

（3）食品安全国家标准征求意见和审查　秘书处办公室对项目承担单位送审材料的合法性、科学性、规范性、与其他食品安全国家标准之间的协调性以及社会稳定风险评估等材料的完整性进行初步审查。秘书处办公室初审通过后，提交专业委员会审议，对标准送审材料的科学性、实用性及其他技术问题进行审查。审查通过后形成标准征求意见稿，由秘书处公开征求意见，并按照规定履行向世界贸易组织的通报程序。

（4）食品安全国家标准批准、编号和公布　标准审查通过后，形成标准公告报批稿，提交副主任委员、常务副主任委员或主任委员审签。国家卫生健康委会同国务院有关部门以公告形式联合公布食品安全国家标准。食品安全国家标准编号由国家标准化管理委员会提供。

（5）食品安全国家标准跟踪评价和修订　国家卫生健康委员会应当组织审评委员会、省级卫生健康行政部门和相关责任单位对食品安全标准的实施情况进行跟踪评价。食品安全国家标准公布后，主要技术内容需要修订时，修订程序按照本办法规定的立项、起草、征求意见、审查和批准公布程序执行。

2. 地方食品安全标准

（1）地方食品安全标准的制定范围　地方标准不得与法律法规和食品安全国家标准相矛盾。食品安全国家标准（包括通用标准）已经涵盖的食品、婴幼儿配方食品、特殊医学用途配方食品、保健食品、食品添加剂、食品相关产品、农药兽药残留、列入国家药典的物质（列入按照传统既是食品又是中药材物质目录的除外）等不得制定地方标准。

地方标准包括地方特色食品的食品安全要求、与地方特色食品的标准配套的检验方法与规程、与地方特色食品配套的生产经营过程卫生要求等。

（2）负责部门、备案　省级卫生健康行政部门以食品安全风险评估结果为科学依据，组织制定、修订、公布、废止地方食品安全标准（以下简称地方标准），报送备案，开展地方标准宣传、跟踪评价、清理、解释、咨询等，对地方标准的安全性、科学性、实用性负责。

省级卫生健康行政部门应当在地方标准公布之日起30个工作日内向食品评估中心正式提交备案材料，包括地方标准发布公告、标准文本、编制说明，以及协作组出具的申请备案建议。同时在地方标准备案信息系统提交备案材料电子版。

地方标准备案是指对地方标准中食品安全相关内容进行形式审查，并登记、存档、公开地方标准目录和标准文本的过程，有关要求另行规定。

3. 进口尚无食品安全国家标准食品

进口尚无食品安全国家标准食品（以下简称进口无国标食品），是指由境外生产经营的、符合相关国家（地区）标准或国际标准的、我国未制定公布相应食品安全国家标准的食品。进口无国标食品应当符合《中华人民共和国食品安全法》要求和国务院有关部门的管理规定。

国家卫生健康委委托食品评估中心负责进口无国标食品指定适用标准的技术审查工作。境外出口商、境外生产企业或者其委托的进口商应当将所执行的相关国家（地区）标准或者国际标准等材料提交食品评估中心组织技术审查。

国家卫生健康委对食品评估中心提交的技术审查意见审核通过后，公布暂予适用的标准。需要对进口无国标食品制定食品安全国家标准的，按照《食品安全标准管理办法》相关规定执行。相应的食品安全国家标准公布后，原适用的标准自行废止。

第四节
实训及作业

一、实训

通过网络搜索（需要通过政府官方网站），搜集所在地方省份涉及食品安全的地方（部门）规章和标准，进行整理学习。

二、作业

1. 试述法律法规和标准的区别。

2. 通过国家卫生健康委员会、国家市场监督管理总局和农业农村部的官方网站，搜索教材中没有提及的与食品安全有关的部门或直属机构，描述它们在食品安全管理中的职能。

第二章

食源性疾病
与食品污染

第一节
食源性疾病

一、食源性疾病的概念

“食源性疾病”一词由传统的“食物中毒”逐渐发展而来，是对“由食物摄入引起的疾病”在认识上的不断深入。世界卫生组织（WHO）将食源性疾病定义为“通过摄食进入人体内的各种致病因子引起的，通常具有感染或中毒性质的一类疾病”。《中华人民共和国食品安全法》（2021）将食源性疾病概念表述为“指食品中致病因素进入人体引起的感染性、中毒性等疾病，包括食物中毒”。食源性疾病包括三个基本要素：食物是携带和传播病原物质的媒介；导致疾病的病原物质是食物中所含有的各种致病因子；临床表现为急性、亚急性中毒或感染。

随着人们对疾病认识的深入和发展，食源性疾病的范畴也在不断扩大。它既包括传统的食物中毒，还包括经食物而感染的肠道传染病、食源性寄生虫病、人畜共患传染病、食物过敏，以及由食物中的有毒、有害污染物所引起的慢性中毒性疾病。

二、食源性疾病的分类

食源性疾病包括常见的食物中毒、经食物感染和传播的传染病、食物过敏以及经食物引起的长期、慢性损害。

（一）食物中毒

食物中毒一般指摄入了含有生物性、化学性有毒有害物质的食品或把有毒有害物质当作食品摄入后出现的非传染性的急性、亚急性疾病。食物中毒不包括摄取非正常数量食品（如暴饮暴食）所致的急性胃肠炎、食源性肠道传染病和寄生虫病，也不包括食物过敏和因一次大量或长期少量多次摄入某些有毒、有害物质而引起的以慢性损害为主要特征（如慢性中毒、“三致”作用）的疾病。

食物中毒主要包括细菌性食物中毒、真菌性食物中毒、化学性食物中毒、有毒动植物性食物中毒四大类。

（二）经食品感染或污染而传播的传染病

经食品感染或污染而传播的传染病是指可以通过食物传播、具有传染性的疾病，主要包括肠道传染病、人兽共患传染病和食源性寄生虫病，比如霍乱、细菌性和阿米巴性痢疾、伤寒和副伤寒、病毒性肝炎（甲型、戊型）、活动性肺结核、布氏姜片吸虫病、旋毛虫病等。

这类食源性疾病与典型的食物中毒相比较，一般发病具有一定潜伏期，而且具有传染性。

（三）食物过敏

指食物中的某些组成成分，作为抗原诱导机体产生免疫应答而发生的一种变态反应性疾病，常见的致敏食品有蛋及其制品、花生及其制品、豆类及各种豆制品、鱼类及其制品等。

（四）经食物引起的慢性中毒和长期损伤

这类食源性疾病也可以称为慢性中毒。食物固有的有害成分、少量由环境迁移进食品的铅、镉，农药兽药残留、富含蛋白质的肉类食品经高温烹调产生的杂环胺类化合物等有害物质引起的器官功能损伤、障碍、衰竭以及激素失衡或癌变等都属于该类食源性疾病。

三、食源性疾病的整体预防思路

对于具有传染性的食源性疾病的控制，关键在于切断传染病的传播链，即控制传染源、切断传播途径、保护易感人群。各种传染病的薄弱环节各不相同，在预防中应充分利用。常见的食物中毒有三类：摄入含有细菌、真菌或细菌、真菌毒素的食品而引起的食物中毒；摄入因加工、烹调不当而未能除去有毒成分的动植物食物而引起的中毒；食用含有化学性有毒物质的食品引起的食物中毒。在控制食物中毒方面要特别注意生物毒素和化学毒素在食品中存在的可能性。

第二节 食品污染及控制

一、食品的有害成分分类

（一）食物固有成分或其经代谢产生的有害成分

食物提供给人类营养，同时，某些食品中存在的一些天然有害成分，如果加工不当容易对身体造成伤害，严重的甚至会出现生命危险。

某些食物经恰当加工后，天然有害物质降低或消失，可以正常食用。菜豆中的凝集素和胰蛋白酶抑制剂、菠菜中的草酸、蚕豆中的巢菜碱苷、新鲜黄花菜中的秋水仙碱等在食用前都需要经过恰当的加工。以新鲜黄花菜为例：新鲜黄花菜中含有一种叫秋水仙碱的化学物质，它本身并无毒性，但当它进入人体内，并在组织间被氧化后，会迅速生成二秋水仙碱，是一种剧毒物质，引起的中毒一般在4小时内出现症状，主要是嗓子发干、心慌胸闷、头痛、腹痛、腹泻等，重者还会出现血尿、血便、尿闭和昏迷等，因此，食用前必须经过恰当的处理（一般是高温处理和浸泡处理结合）。

某些天然成分即使经过正常加工，误食后也会导致中毒。例如，毒鹅膏菌（平常也称作死帽蕈）的毒素就非常稳定而且耐热，煮沸、晒干几乎不能将其结构破坏，也无法去除。

（二）污染物迁移入食品

食品污染是指在各种条件下，导致外源性有毒有害物质进入食品，从而造成食品的安全性、营养性和（或）感官性状发生改变的过程。食品从种植、养殖到加工、储存、运输、销售、烹调直至食用前的整个食品供应链的各个环节，都有可能受到某些有毒有害物质的污染，导致食品卫生质量降低，对人体造成不同程度的危害。

自然条件下土壤中有害金属迁入粮食、人为喷洒农药残留、庄稼生长或贮存过程中感染病菌、包装材料有害物质向食品的迁移、养殖动物的人兽共患疾病感染等都属于对食品的污染。

二、食品污染的分类

根据食品污染物性质的不同，食品污染可以分为生物性污染、化学性污染和物理性污染三大类。

1. 生物性污染

食品的生物性污染包括微生物、寄生虫和昆虫的污染，其中以微生物污染最为广泛。微生物污染主要有细菌与细菌毒素、真菌与真菌毒素以及病毒等的污染，其中以细菌、真菌及其毒素对食品的污染最常见、危害最大；寄生虫和虫卵污染主要是指病人、病畜的粪便通过水体或土壤后间接或直接污染食品；昆虫污染主要有粮食中的甲虫、螨类、蛾类以及动物性食品和某些发酵食品中的蝇、蛆等。

2. 化学性污染

食品的化学性污染物来源复杂，种类繁多，主要包括：①农药、兽药的不合理使用导致的食品药物残留；②有毒金属及其化合物污染环境带来的食品污染，如汞、镉等在某些食品中含量超标；③食品加工、贮存过程中产生的有毒有害物质，如亚硝胺、多环芳烃、杂环胺类化合物等；④滥用食品添加剂造成的污染；食品容器、包装材料、运输工具等接触食品时融入食品中的有害物质，如搪瓷杯中的铅、塑料食具中的增塑剂等。

3. 物理性污染

食品的物理性污染包括：①食品的杂物污染，来自食品生产、加工、储藏、运输、销售过程中的污染物，如草籽、小石子、昆虫、木片、玻璃、金属碎片、灰尘等；②食品的放射性污染，主要来自放射性物质在生产及生活中的应用、排放以及意外核事故的污染。

食品受污染后主要表现在对食品本身的作用和对食用者健康的影响两大方面：①影响食品的感官性状和营养价值，降低食品质量；②对机体产生一定的毒性作用，包括急性中毒、慢性中毒以及致癌、致畸和致突变作用。

三、食品污染的控制

（一）常见致病性细菌污染途径与控制

常见不同致病性细菌的污染途径一般是来自食物原料污染或自然携带，还有一些可能来自加工环节，主要控制措施是对加工原料的质量和加工过程进行安全控制，常见致病性细菌污染途径和控制措施见表2-1。

表 2-1　常见不同致病性细菌的污染途径及食品加工从业人员控制措施

细菌	相关食品	污染途径	控制措施
沙门菌	畜肉类及其制品、家禽、蛋类、乳类、鱼虾类及其制品、生芽菜、生蔬菜、生牛乳、未经高温消毒的果汁	畜禽的沙门菌污染包括生前感染和宰后污染两种情况。生前感染指家畜和家禽在宰杀前已经感染沙门菌，是肉类食品中沙门菌的主要来源。宰后污染是指家畜、家禽在屠宰的过程中或屠宰后被带沙门菌的粪便、容器、污水等污染。苍蝇、老鼠等病媒生物的接触和从业人员带菌也是宰后肉类受到污染的途径	厨房内使用巴氏灭菌后的鸡蛋，对从业人员进行严格健康管理，不使用裸手接触即食食品，勤洗手，食品加工要熟透，对果汁进行巴氏灭菌处理
副溶血性弧菌	海产品，其中以墨鱼、带鱼、黄花鱼、虾、蟹、贝、海蜇等最为多见，畜禽肉、咸菜、咸蛋、淡水鱼等也都曾经发现副溶血性弧菌的存在	海水及沉积物中含有副溶血性弧菌，使海产品容易受到污染而带菌率高。此外，熟制品还可受到带菌者、带菌的生食品、容器及工具等的污染	控制食品来源，防止交叉污染，保持冷藏或冷冻，不生食海产品
金黄色葡萄球菌	乳类及乳制品、蛋类及蛋制品、各类熟肉制品、淀粉类食品	人和动物的化脓性感染部位常成为污染源，如奶牛患化脓性乳腺炎时，乳汁中就可能带有金黄色葡萄球菌；畜、禽有局部化脓性感染时，感染部位可对其他部位造成污染；带菌从业人员常对各种食物造成污染	食物保持冷藏、冷冻或保持加热，不使用裸手（特别是手部带伤口）接触即食食品，勤洗手
蜡样芽孢杆菌	肉、家禽、淀粉类食物（米饭、马铃薯）、布丁、汤、蔬菜	该菌主要通过泥土、尘埃、空气，其次是通过昆虫、苍蝇、不洁的用具与容器等污染食品	剩饭保持冷藏、冷冻或保持加热，剩余饭菜使用前进行回烧
O157：H7大肠杆菌	生的碎牛肉、生芽菜、汉堡包、生牛乳及乳制品、蔬菜、鲜榨果汁、饮用水、凉拌菜	健康人肠道中的致病性大肠埃希菌的带菌率为2%～8%，食品中大肠埃希菌污染途径与沙门菌相似，随粪便排出而污染水源和土壤，进而直接或间接污染食品	对从业人员进行健康管理，不使用裸手接触即食食品，勤洗手，防止交叉污染，对果汁进行巴氏灭菌处理，食品烧熟煮透
单核细胞增生李斯特菌	生肉和家禽、新鲜的软乳酪、生乳、乳酪、冰激凌、面团、烟熏的海鲜、熟肉、生的蔬果、熟食沙拉	单核细胞增生李斯特菌的污染途径与沙门菌类似。人类、哺乳动物、鸟类的粪便均可携带单核细胞增生李斯特菌。牛乳中的单核细胞增生李斯特菌主要来自粪便，即使是消毒的牛乳，污染率也在21%左右。由于该菌能在低温条件下生长繁殖，故用冰箱冷藏食品不能抑制其繁殖，素有“冰箱里的杀手”之称号	控制冷藏食品保存时间，冷藏食品彻底加热后食用，防止交叉污染

续表

细菌	相关食品	污染途径	控制措施
志贺菌	水、牛乳、沙拉、生蔬菜	食品生产加工行业中患细菌性痢疾的从业人员或带菌者的手是造成食品污染的主要因素。熟食品被污染后，在较高的温度下存放较长时间，志贺菌就会大量繁殖	对从业人员进行健康管理，不使用裸手接触即食食品，严格洗手，避免交叉污染，控制鼠虫
空肠弯曲菌	家禽、蛋制品、肉制品、生牛乳	食品中空肠弯曲菌主要来自动物粪便，其次是健康带菌者。该菌广泛存在于猪、牛、羊、狗、猫、鸡、鸭、火鸡和野禽的肠道中，健康人的带菌率为1.3%，可通过污染肉、乳及未经消毒处理的水而导致感染	烹饪前洗手，防止交叉污染
肉毒梭菌	蔬菜、鱼、水果、肉、乳制品、豆豉、豆瓣酱、海产品，特别是真空包装食品、低氧包装食品、罐头食品	食品中肉毒梭菌主要来源于带菌的土壤、尘埃和粪便，尤其是带菌的土壤可污染各类食品原料。其芽孢又有极强的生命力，可借助食品、农作物、海产品、昆虫、禽类等传播到各处	正确冷却食品，自制酱类食品常搅拌，长期贮存食物严格灭菌，对食品进行酸化和干燥处理
产气荚膜梭菌	熟制的肉和家禽，熟制的肉和家禽制品（包括砂锅菜、肉汁）	产气荚膜梭菌在污水、土壤、垃圾、人和动物的粪便以及食品中均可检出	正确冷却食品，保持冷藏、冷冻或保持加热，食用前再加热，防止熟肉制品再污染
变形杆菌	动物性食物，特别是熟肉和内脏的熟制品	变形杆菌属为腐败菌，在自然界广泛存在于土壤、污水和植物，以及人和动物肠道中。健康人变形杆菌带菌率为1.3%～10.4%，食品受到污染的机会很多，食品中的变形杆菌主要来自外界的污染	对从业人员进行健康管理，勤洗手，严格做到生熟用具分开，避免交叉污染
链球菌	动物性食品尤其以熟肉制品、乳类食品为主	食品加工前带菌或食品加工、销售人员口腔、鼻腔、手、面部有化脓性炎症时造成食品的污染	对从业人员进行健康管理，勤洗手，防止熟肉制品再污染
小肠结肠炎耶尔森菌	肉制品、乳及乳制品	要通过粪口途径传播，可以通过食用污染的食品，进而感染	防止二次污染，冷藏食品食用前彻底加热

（二）真菌与真菌毒素污染控制措施

真菌与真菌毒素污染控制措施主要包括防霉、去毒、经常性卫生检测，以防霉为主。

1. 防止食品霉菌污染

防止食品霉菌污染是预防食品被黄曲霉毒素污染的最根本措施，其中控制水分是关键。从田间开始防霉，首先要防虫、防倒伏；收获时要及时排除霉变玉米棒；粮食收获后必须迅速干燥，将水分含量降至安全水分以下，一般粮粒水分含量在13%以下，玉米在12.5%以下，花生在8%以下时，真菌即不易生长繁殖和产毒。贮存时保持粮库内干燥、通风。尽可能避免昆虫性损害（昆虫会带来霉菌孢子造成早期污染），隔离贮藏受污染和未受污染的食品，加强毒素的检测。有些地区使用各种防霉剂来保存粮食，但要注意其在食品中的残留及其本身的毒性。选用和培育抗霉的粮豆新品种将是今后防霉工作的一个重要方面。

2. 去除毒素

如食品已被污染，常采用以下方法去毒。

（1）挑除霉粒法　对花生、玉米去毒效果较好。

（2）碾轧加工法　将发霉的大米加工成精米，可有效降低毒素含量。

（3）加水反复搓洗法。

（4）加碱去毒法　向玉米中加碱，并将其制作成玉米薄饼可有效减少受污染玉米黄曲霉毒素（AFT）浓度，这是拉丁美洲一些国家的常用办法。

（5）吸附去毒　在含毒素的植物油内加入白陶土或活性炭等吸附剂，经搅拌、静置，毒素可被吸附而去除。

（6）紫外光照射　利用AFT在紫外光照射下不稳定的性质，可用紫外光照射去毒。此法对液体食品（如植物油）效果较好，而对固体食品效果不明显。

（7）氨气处理法　在18千克氨压、72～82℃状态下，能除去谷物和饲料中98%～100%的AFT，并且使粮食中的含氮量增加，同时不会破坏赖氨酸。

3. 制定食品中黄曲霉毒素限量标准

限定各种食品中AFT含量是控制AFT对人体危害的重要措施。

（三）常见可经食品传播的病毒及控制

常见的可经食品传播的病毒主要有甲型肝炎病毒、戊型肝炎病毒、诺如病毒、轮状病毒、禽流感病毒、朊病毒、口蹄疫病毒等。它们的传播和污染食品的途径及控制措施见表2-2。

表 2-2　常见可经食品传播的病毒及控制

病毒名称	污染食品途径	控制措施
甲型肝炎病毒（HAV）	甲型肝炎传染源通常是急性病人，病人自潜伏期末期至发病后10天传染性最大。粪–口途径是HAV的主要传播路径，随水和食物（尤其是水生贝类如毛蚶、牡蛎等）传播是甲肝暴发流行的主要传播方式，上海市1988年暴发的传染规模达31万人的甲型肝炎，就是因为食用了未熟透的被污染毛蚶所致。日常生活接触（不良的个人卫生习惯引起）可引起散发性传染，如患者体内病毒通过分泌物排出，使患者的手等体表部位带有病毒	预防措施主要为控制传染源、切断传播途径，加强饮食、饮水、环境卫生包括粪便的管理；养成良好的个人卫生习惯，改变不良饮食习惯。餐饮从业人员可主动接种甲肝病毒疫苗，以增强免疫力
戊型肝炎病毒（HEV）	HPV主要经粪—口途径传播，传染源为病人或病毒携带者，潜伏期末和急性期初的病人，粪便排毒量大，传染性最强，有研究显示，猪、牛、羊、狗、鼠和鸡等动物中也检测到HEV。HEV随粪便排出，主要经污染水源、食物引起散发或暴发流行。日常生活接触也是重要的传播方式	同HEV，切断粪—口传播途径预防是关键
诺如病毒	主要经粪—口途径传播，传染源主要为病人或病毒携带者，其粪便及其他排泄物污染水源后，进而污染贝壳类、蔬菜等食品。进食生的或未煮熟的被污染贝类、蔬菜等容易被感染。生吃贝类食物是导致暴发流行的最常见原因。日常生活接触传播也会带来感染	做好个人防护，注意个人卫生，勤洗手；喝开水，不吃生冷食品和未烧熟煮透食品，尤其禁止生食贝类等水产品，生吃蔬菜、瓜果等要彻底洗净；减少外出就餐，尤其是无牌无证街边小店
轮状病毒	感染路径为粪—口传播，感染源为病人和无症状病毒携带者。轮状病毒主要存在于人和动物肠道内，通过粪便污染土壤、食品和水源。在人群生活密集的地方。轮状病毒主要是通过病毒携带者的手造成食品污染而传播的，感染轮状病毒的从业人员在食品加工、运输和销售时可能使食品受到污染	食品加工企业应加强对员工的卫生健康管理，防止携带病毒人员通过各种路径污染食品；讲究个人卫生，饭前便后要洗手；冷藏食品食用前要进行加热处理，对可能污染的食品，一定要彻底加热杀；可接种轮状病毒疫苗，以增强免疫力
禽流感病毒	主要的传染源为患禽流感或携带禽流感病毒的鸡、鸭、鹅等家禽，其他禽类、野禽或猪、候鸟也有可能成为传染源。人感染禽流感病毒途径主要是接触传染，通过密切接触感染的禽类及病禽的粪便、羽毛、呼吸道分泌物、血液等，以及受病毒污染的水、食物、器具等引起感染，禽流感病毒可通过消化道和呼吸道进入人体传染给人，也可经过眼结膜和破损皮肤引起感染	不接触、不食用病（死）禽、畜肉，不购买无检疫证明的鲜、活、冻禽畜及其产品；生禽、畜肉和鸡蛋等一定要烧熟煮透；在食品加工、食用过程中，一定要做到生熟分开，避免交叉污染，处理生禽、畜肉的案板、刀具和容器等不能用于熟食；保持良好的个人卫生习惯，不喝生水；保持手部卫生，常洗手；在做食品之前、制作之中以及制作之后，以及餐前便后、处理生禽畜肉和生鸡蛋后等，均要洗手

续表

病毒名称	污染食品途径	控制措施
朊病毒	目前已知朊病病毒主要通过受孕母牛经胎盘传染给牛犊和食用患病动物肉骨加工成的饲料两种传播途径，而病牛粪便很可能是传播朊病病毒的第三条途径。目前没有证据证明朊病病毒会通过牛乳或乳制品传染给人或动物，但是出于安全考虑，各国仍然被禁止饮用疑似感染疯牛病的母牛所产的牛乳	对所有病畜及同群易感畜，以无出血方式扑杀并进行焚化深埋处理
口蹄疫病毒	患病或携带病毒的牛、羊、猪、骆驼等偶蹄动物是口蹄疫病毒的主要传染源。发病初期排毒量最大，毒力最强，传染性最高。另外，处于潜伏期和痊愈后的携带病毒的动物也可向外排毒。病毒排向外界后，可污染食品和水源。口蹄疫病毒可通过消化道、呼吸道、皮肤和黏膜感染到人，食用病畜乳、乳脂和挤乳、处理病畜时发生接触感染是主要的传播路径	动物做好防疫工作和成品检疫，加工生肉的刀、砧板、容器等要与熟食分开，避免交叉污染

（四）食品的寄生虫污染及控制

部分寄生虫可以感染或污染食品，通过食品传播疾病，常见寄生虫的污染或感染食品途径及控制措施见表2–3。

表 2–3　常见寄生虫的污染途径及控制措施

寄生虫	污染或感染食品途径	控制措施
蛔虫	蛔虫感染者为本病唯一传染源。宿主排出的粪便中含有大量蛔虫卵，可污染土壤、饮水、蔬菜瓜果、手；并可使蝇、鼠等病媒生物携带虫卵，经各种途径污染食品。人多因食用未经洗净或未经高温烧熟的受污染食物和饮水受到感染	凉菜制作中原料一定要清洗干净，生熟分开；养成良好的个人卫生习惯，食品从业人员要按规范操作；改水改厕，加强粪便管理，保护水源，保证生活用水的清洁卫生
布氏姜片吸虫	感染的猪和人是终末宿主，为主要传染源。人主要因生食带有布氏姜片吸虫囊蚴的荸荠、茭白、菱角等水生植物而感染，也可因饮用囊蚴污染的生水而感染	注意饮食卫生，不生食水生植物，不喝河塘生水；及时治疗患者和病猪，切断传染源；推广舍饲养殖方法饲养猪，禁用未经热处理的水生植物或用生长有水生植物池塘的生水喂猪；加强粪便管理，消灭扁卷螺、圆扁螺等中间宿主

续表

寄生虫	污染或感染食品途径	控制措施
旋毛虫	旋毛虫宿主范围很广，目前已知猪、狗、羊、牛、鼠等120多种哺乳动物有自然感染，个别地区猪的感染率可高达50%。人类感染旋毛虫主要是因生食或食用未熟的含有旋毛虫幼虫包囊的猪肉或其他动物肉而感染，其中以猪肉及其制品最多见，占发病人数的90%以上，因此，猪是人类旋毛虫病的主要传染源。经肉屑污染的刀具、砧板、餐具、手偶尔黏附有旋毛虫囊包，不慎时可污染食品而造成感染。粪便中、土壤中和苍蝇等昆虫体内的旋毛虫也可污染食物而感染人	认真执行肉类检疫制度，严禁未经检疫的肉和旋毛虫病肉上市销售；加强卫生宣传教育，不吃生的或未煮透的猪肉及野生动物肉；餐饮食品加工中保持良好习惯，防止生熟交叉污染；防止老鼠、苍蝇等病媒生物污染食品
绦虫	人是猪肉绦虫和牛肉绦虫的唯一终末宿主和传染源，猪是主要的中间宿主。感染者通过粪便排出猪肉绦虫或牛肉绦虫虫卵，污染饲料或饮水，分别使猪或牛感染囊尾蚴。人因食入生的或未煮熟的含囊尾蚴的猪肉或牛肉而感染猪肉绦虫病或牛肉绦虫病。也可因食用被污染的腌肉、熏肉、蔬菜等食品或饮用被污染的水而引起感染。肉品加工中生熟不分造成交叉污染也是导致感染的一个重要原因	做好采购原料肉的质量控制，禁止销售含囊尾蚴病肉；用水合格，蔬菜清洗干净，肉类食品应烧熟煮透；禁止生食肉；原料和成品分开，加工用的工具、容器要生熟分开，避免交叉污染；餐饮从业人员遵守操作规范。个人讲究卫生，饭前便后要洗手；查治患者，合理处理粪便，提倡以圈舍饲养猪和牛
华支睾吸虫	患者、带虫者、受感染的家畜和野生动物均可成为传染源，动物中以猫为主，其次为狗、猪和鼠。人因生食或食入未煮透的含有华支睾吸虫囊蚴的鱼、虾而感染。广东人因吃生鱼虾、生鱼粥或烫鱼片，华东地区部分居民喜食醉虾蟹而发病率较高	预防经口感染是防控关键，改进饮食习惯和烹调方法，不吃生鱼虾及未熟的鱼虾类；厨房卫生管理工作到位，生熟餐具严格分开，避免囊蚴污染食品；禁止用生鱼虾喂养猫、狗等，以免引起感染，定期对动物进行驱虫；规范人畜粪便管理，防止粪便污染水源和鱼塘；消灭中间宿主淡水螺
卫氏并殖吸虫	患者、带虫者、病畜和保虫宿主均为传染源。在某些地区，犬是主要传染源。囊蚴经口感染人体，人体感染主要是因为食用了生的或半生的含活囊蚴的溪蟹或蝲蛄而感染；也有因食用含囊蚴的野猪肉或饮用生溪水感染	加强卫生宣传教育，养成良好饮食习惯，不吃生的和半生的溪蟹、蝲蛄、蝲蛄酱、蝲蛄豆腐和醉蟹，不饮用生溪水；加强水源管理，防止人畜粪便和病人痰液污染水源；查治病人和受感染的犬、猪等，以切断传染源；消灭中间宿主，在流行地区大量消灭蜗牛

续表

寄生虫	污染或感染食品途径	控制措施
广州管圆线虫	经口传染是广州管圆线虫的主要感染路径。人多因食用生的或半生的含有第三期幼虫的螺、虾、蟹等被感染。此外，被幼虫污染的水、蔬菜、瓜果也可能引起食用者感染	开展健康宣传教育，改变生吃或半生吃水产品的不良习惯，不要食用生鲜或未经彻底加热的螺、虾、蟹和其他水产品，尤其是福寿螺，一定要高温煮熟。生吃蔬菜瓜果要洗净，不喝生水；生熟用具分开，避免交叉污染；从事螺肉加工的工人、厨师等人员要做好防护；鼠类是广州管圆线虫的终宿主，做好灭鼠工作具有重要意义
异尖线虫	成虫主要寄生于海栖哺乳动物如鲸、海豚、海狮、海豹的胃中，第三期幼虫寄生于多种海产鱼类（可能携带该寄生虫的海鱼范围极广，可见于鳕鱼、黑线鳕、浮鱼、太平洋鲑鱼、鲱鱼、比目鱼、鮟鱇鱼、带鱼、沙丁鱼、鲳鱼、大头鲣、黄鱼等）的肌肉、肠、肠系膜、胃、肝及腹腔中。人由于食用生的或未煮熟的含有异尖线虫三期幼虫的海鱼或海产软体动物而感染异尖线虫病	食用符合进口鱼类卫生检验的海产品，不食用三无食品；不建议生食，加工中要充分熟透。不建议食用海鱼内脏，如食用鱼肚、鱼肠等一定要熟透；在加工海产鱼类时，应注意生熟分开，避免交叉污染

福寿螺曾人工养殖，在我国分布广泛，但因肉质不好且容易寄生广州管圆线虫，现一般不食用。福寿螺和田螺具有一定相似度（如图2-1），容易引起混淆。福寿螺椎尾平而短促，螺盖则偏扁，外壳薄且脆，产粉红色卵。田螺的椎尾长而尖，螺盖形状比较圆，外壳坚硬。

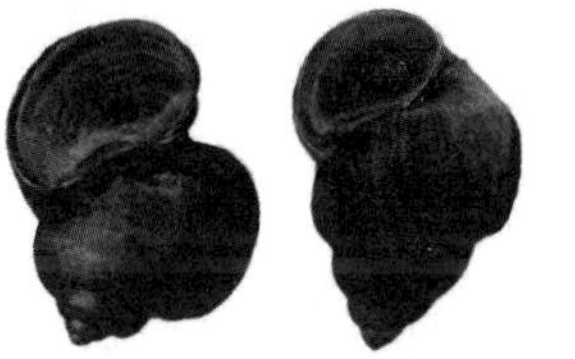

图 2-1　福寿螺（左）和田螺（右）

（五）食品中农药残留控制

1. 加强农药生产经营管理

为了加强农药生产和经营的法制化和规范化管理，许多国家设有专门的农药管理机构，建立了严格的登记制度。我国《农药管理条例》规定，农药的登记和监督管理归属于国务院农业行政主管部门，并实行农药登记制度、农药生产许可制度、产品检验合格证制度和农药经营许可制度。要求农药在投产前或国外农药进口前必须登记，凡需登记的农药必须提供农药的毒理学评价资料和产品的性质、药效、残留、对环境的影响等资料。未经登记的农药不准生产、进口、销售和使用。生产农药要由国务院工业产品许可管理部门核发农药生产许可证后才可投入生产；农药经营者要先取得经营许可证。

2. 加强农药使用管理

农业部门应当加强对农药使用的指导，重点加强对蔬菜、水果等生产企业、农民专业合作社的技术指导，督促其建立、健全和完善农产品生产记录；利用基层农业技术推广体系对农民进行合理使用农药的培训。农药使用者应严格按照规定的使用范围、方法、技术要求和注意事项使用农药，不得随意扩大使用范围、加大施药剂量或者改变使用方法，并遵守安全隔离期的规定。开展低毒生物农药示范推广和病虫害专业化统防统治。

3. 执行残留限量标准

我国《食品安全国家标准 食品中农药最大残留限量》（GB 2763—2021）共规定了564种农药在376种（类）食品中10092项最大残留限量和相应的检测方法。农业部门应当制定并组织实施农药监督抽查计划，建立先进的农药残留分析检测系统，加强食品中农药残留的风险检测和风险评估。工商部门应禁止销售农药残留量超标的农产品。

4. 调整农药品种结构

禁用或限用高毒、高残留的农药，促进农药产品的升级换代，完善混配制剂，发展安全、高效的新品种，重点发展控制和调节有害生物生长、发育和繁殖过程的生物农药，应特别重视对具有选择性高、低毒性、易降解、不易产生抗药性的植物源农药的开发及应用。

5. 消除或降低食品中的农药残留

农药主要残留于粮食的糠麸、蔬菜的表面和水果表皮，可采用去壳、去皮、碾磨、浸泡、洗涤、发酵、蒸煮、油炸等加工烹制方式破坏或部分除去。

6. 尽可能减少农药的使用

通过推广生物防治、物理防治、先进施药器械等措施，减少农药使用量；改革农药剂型和施药方法，用利用率高、使用量小、污染少的剂型（如微乳剂、悬乳剂、微胶囊剂、缓释剂等）取代污染严重、毒性高、用量大的剂型（乳油、粉剂、粒剂等）；设立专业化病虫害防治服务组织，对专业化病虫害防治和限制使用农药的配药、用药进行指导、规范和管理；提倡综合防治，如培育抗病虫害的农作物品种，培养昆虫的天敌，改善农作物栽培技术，大力发展无公害食品、绿色食品和有机食品，减少对农药的依赖。

（六）食品中兽药残留控制

1. 加强兽药生产经营管理

兽药注册机关为国务院兽药行政管理部门。新兽药研制应按规定进行兽药残留试验并提供休药期、最高残留限量标准、残留检测方法及其制定依据的资料。兽药生产企业必须获得兽药生产许可证方可投入生产。兽药经营者应先取得经营许可证，遵守国家兽药经营质量管理规范，购进兽药时要严格核对检验，售出时要向购买者详细说明兽药使用知识，并建立购销记录。

2. 合理规范使用兽药

兽药使用单位应严格遵守兽药安全使用规定，建立用药记录，确保动物及其产品在用药期、休药期内不被用于食品消费。禁止将原药直接添加到饲料及动物饮水中或者直接饲喂动物。禁止使用违禁药物作为饲料添加剂。

3. 执行动物性食品的残留限量标准

《食品安全国家标准 食品中兽药最大残留限量》（GB 31650—2019）规定了动物性食品中阿苯达唑等104种（类）兽药的最大残留限量；规定了醋酸等154种允许用于食品动物，但不需要制定残留限量的兽药；规定了氯丙嗪等9种允许作治疗用，但不得在动物性食品中检出的兽药。农业、食品药品监督管理等相关部门应加强对农产品中兽药的检测，禁止销售含有违禁药物或者兽药残留量超标的动物性食品。

4. 调整兽药品种结构

为加强饲料、兽药的管理，禁止在饲料和动物饮用水中添加激素类药品和国家规定的其他禁用药品，原中华人民共和国农业部先后发布了《禁止在饲料和动物饮用水中使用的药物品种目录》（第176号公告）、《食品动物中禁用的兽药及其他化合物清单》（第250号公告）、《禁止在饲料和动物饮水中使用的物质》（第1519号公告）。兽药使用者应严格遵守相关规定。

5. 消除或减少食品中兽药残留

选择合适的烹调加工、冷藏等方法可减少食品中残留的兽药。肉制品中的四环素类兽药残留经加热烹调后降解率可达到80%，氯霉素经煮沸30分钟后至少85%失去活性。另有报道，冷冻虾经γ射线处理，氯霉素可达到检不出水平。

6．尽可能减少兽药的使用

通过推广良好的养殖规范、改善动物饲养的环境卫生条件、改善营养等措施减少兽药的使用。

（七）有毒金属控制

（1）严格监管工业生产中的“三废”排放。

（2）加强源头控制，农田灌溉用水和渔业养殖用水应符合国家相关规定，如《农田灌溉水质标准》（GB 5084—2021）和《渔业水质标准》（GB 11607—1989）。

（3）禁止使用有毒金属农药并严格控制有毒金属和有毒金属化合物的使用；控制食品加工过程中有毒金属的污染，包括限制食品加工设备、管道、容器中铅和镉的含量，推广使用无铅汽油等。

（4）制定食品中有毒金属限量标准并加强监督检验。

（八）有毒有机物的控制

食品中涉及的有毒有机物比较多，迁入条件不同，现以丙烯酰胺污染及其控制为例。丙烯酰胺是一类结构简单的小分子化合物。2002年4月瑞典国家食品管理局公布，在一些油炸和烘烤的淀粉类食品，如炸薯条、炸薯片、面包等中检出丙烯酰胺，含量高出WHO规定的饮用水中丙烯酰胺限量的500倍以上。因此认为，食物是人体内丙烯酰胺的主要来源。

1. 选择合适的烹调方法

煎、炸、烘、烤食品时，要避免温度过高、时间过长，如可能优先选用较低温度的烤制工艺；少用如拍粉、挂糊等淀粉类煎炸方法。尽量选择蒸、煮、煨等烹调方法。

2. 改变食品加工工艺和条件，降低加工食品中丙烯酰胺的含量

如食品加工时加入苹果酸、琥珀酸、山梨酸、植酸、氯化钙、亚硫酸钠等降低食品pH，抑制丙烯酰胺的产生；用酵母发酵可降低原料中的天门冬氨酸和还原糖，从而降低丙烯酰胺的含量；用蔗糖（非还原糖）溶液代替糖浆生产饼干可减少产品中的丙烯酰胺；加入硫醇、B族维生素、抗氧化剂等均可抑制丙烯酰胺的生成；加入半胱氨酸、同型半胱氨酸、谷胱甘肽等含巯基化合物可促进丙烯酰胺的降解。

3. 降低丙烯酰胺的毒性

大蒜素、茶多酚、白藜芦醇等对丙烯酰胺引起的氧化损伤有保护作用，可增加富含这些植物化学物食品的摄入。

4. 增加蔬菜、水果的摄入

新鲜蔬菜水果富含维生素C和酚类、黄酮类等植物化学物，能抑制丙烯酰胺的合成。

5. 建立标准，加强检测

WHO规定成年人每天摄入丙烯酰胺不应超过1微克。应加强膳食中丙烯酰胺的检测，将其列入食品安全风险监测计划，对人群丙烯酰胺的暴露水平进行评估，为建立食品中丙烯酰胺限量值提供依据。

（九）食品杂物污染的预防

（1）加强食品生产、储存、运输、销售过程中的监督管理，把住产品质量关，制定执行企业标准。

（2）采用先进的加工工艺、设备和检验设备，如筛选、磁选和风选去石，清除有毒的杂草籽及泥沙、石灰等异物，定期清洗专用池、槽，防尘、防蝇、防鼠、防虫，尽量采用食品小包装。

（3）严格执行相关食品标准，我国相关食品标准中对食品中杂物的含量有明确规定。如《小麦粉》（GB/T 1355—2021）中规定，小麦粉中含沙量应小于0.02%，磁性金属物的限量值为每千克0.003克。

（4）严格执行《中华人民共和国食品安全法》及其他相关规定，加强食品“从农田到餐桌”的质量监督管理，严厉打击食品掺杂、掺假行为。

第三节 实训及作业

一、实训

以一节其他课程（中式面点工艺、烹调工艺与实训、食品营养与配餐等课程均可）的一节实操课为例，分析可能的污染情况，进行记录，课下总结避免污染的措施。

二、作业

1. 食源性疾病是否等同于食物中毒？请说明原因。
2. 食品污染的途径都有哪些？

第三章

餐饮食品安全

第一节 食品与餐饮

一、食品与餐饮的范畴

食品，指各种供人食用或者饮用的成品和原料以及按照传统既是食品又是中药材的物品，但是不包括以治疗为目的的物品。

就餐饮食品的概念而言，其外延小于食品，食品除包含食用或饮用的成品外，还包括食用农产品、食药两用物品、保健食品等原料，而餐饮一般就是供食用或饮用的成品。此外，“餐饮”常常和其他词汇同时使用，比如餐饮服务、餐饮行业等，有时餐饮在口语中也指餐饮业。

二、餐饮业

餐饮业是集即时加工制作、商业销售和服务性劳动于一体，向消费者专门提供各种酒水、食品、消费场所和设施设备的食品生产经营行业。按食品安全法分类，餐饮服务属于食品经营，经营过程需要办理食品经营许可。

按照《国民经济行业分类》（GB/T 4754—2017），餐饮业具有两位数大类编码。按此标准餐饮业还可以再细分为：正餐服务、快餐服务、饮料及冷饮服务、餐饮配送及外卖送餐服务和其他餐饮业等亚类。

近年来，中国餐饮业市场规模持续壮大，继续发挥促进经济增长、带动消费回升的重要驱动作用。自20世纪90年代初以来，中国餐饮业发展迅速，规模迅速扩大（图3-1　2012—2021年中国餐饮收入规模及增速）。它的增长速度和持续时间在其他行业是非常罕见的。多年来，零售的增长达到13%以上，比同期社会消费品零售总额高出4～22个百分点。餐饮业稳定、持续、快速的增长对国民经济的贡献日益凸显。

当前和未来中国经济社会发展面临的突出问题就是就业问题。发展经济是扩大就业的根本途径，其中的主要途径是发展服务业。餐饮业具有劳动密集型的优势，是就业和安置的重要渠道。

2017年国有单位、城镇集体单位、私营单位和个体户中住宿和餐饮业年末从业人员超过2700万人，是1952年餐饮业机构的全部从业人数的18.7倍，年均增长约4.6%。据国

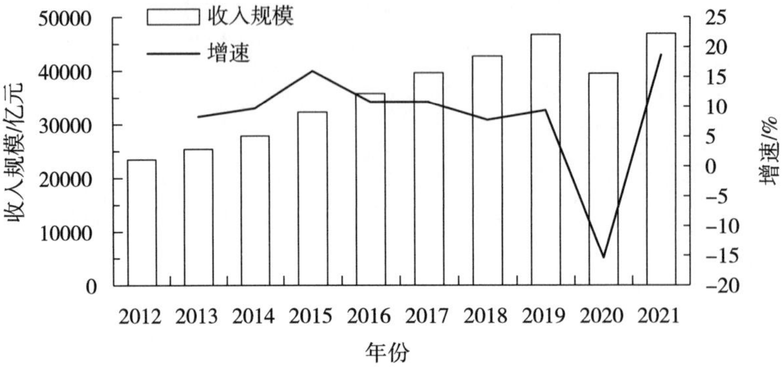

图 3-1　2012—2021 年中国餐饮收入规模及增速

（数据来源：国家统计局）

家统计局统计，2020年我国限额以上餐饮企业（指年营业收入达到200万元及以上的住宿和餐饮企业）营业额为6037.26亿元，年末从业人数2576586人，这还不包括比如“外卖配送”等间接就业人员。近年来中国餐饮企业吸纳的就业人员在逐渐增加，餐饮企业一线员工的工资也在增长。2022年6月23日，我国餐饮业直接就业人员近3000万人登上了微博热搜榜。

就餐饮业而言，它又具有区别于其他食品行业的特点，它是融生产加工、服务零售等特征为一体的行业。此外，中国不仅有悠久的饮食文化历史，而且有追求美食的传统和习惯。餐饮是旅游业的六要素“食、住、行、游、购、娱”的重要构成部分，还可以推动旅游业的发展。

第二节
餐饮业食品安全的特点

一、经营过程与消费过程统一

从技术角度看，传统餐饮企业并非高新技术产业，目前还是以手工劳动为主，并带有较强的经验性，生产周期短，经营过程与消费过程统一。对于堂食，从顾客进门，服务人员就开始提供相应的服务。厨房按照顾客的要求生产饭菜即为生产环节。菜品上桌为顾客食用时，即为消费环节。因此餐饮业的经营服务活动与消费活动是在同一时间和同一地点进行的，经营服务过程与消费过程同时发生。这种经营与消费的特点，对餐饮企业在硬件设备、工艺技术、员工素质等诸多方面都提出了更高、更直接的要求。餐饮行业的即时加工、即时消费的方式，使餐饮食品无法做到经检验合格后再食用，这意味着餐饮食品中存在食品安全的风险就会升高。

二、劳动密集，从业人员水平差距大

根据产业生产要素供给的密集度，产业一般分为劳动密集型、资本密集型和技术密集型三种。所谓劳动密集型，是指劳动要素在生产要素的投入中所占的份额比较大。餐饮业就是一种单位劳动占用资金或资本较少、技术装备程度相对不高、容纳劳动力较多的典型劳动密集型产业。

餐饮涉及星级酒店、规模食堂的从业人员包括管理人员、厨师和服务人员，也涉及规模小，条件简陋的大排档和饮食摊档。相关人员接受教育程度和经验差异也较大，从业人员食品安全知识水平参差不齐，流动频繁，法律意识也较为薄弱。

三、手工生产为主，标准化程度低

餐饮业后厨要求技术工艺性强，并以单件生产和手工操作为主，而且餐饮业的切配、烹调、面点制作、造型与雕花，各地的名菜、名点及特色菜点的制作等，都有其独特的技艺与规程。所以，餐饮制品多为手工单件制作，要借助手工操作的技能、技巧来发挥，以机器完成和代替比较难，制品制作标准化程度低。与普通食品工业比较，餐饮食品加工过程中可能引入较多危险因素，烧煮不透、交叉污染、餐具污染、人员带菌等时有发生。

四、店面规模和生产经营环境差异大

餐饮业既涉及中央厨房，又涉及小型工地、流动摊贩。无论从规模还是生产经营环境看都有巨大差异。上至星级酒店，下至流动摊贩，建设环境、设备条件、人员素质、服务质量，餐饮业可以说是食品行业中差别最大的一个，其体量、资金投入，差别之大超乎想象。对于星级酒店、大型集体食堂，管理上一般都比较规范，行政主管部门也比较重视，职能部门的监管也都到位。难度最大的是小城镇、小街道和交通、旅游点周边的小店、小摊，由于营业额不大，营业收入利润低，从业人员素质不高且不稳定，故管理难度最大。

由于餐饮服务单位规模差异较大，部分单位缺乏必要的冷藏、冷冻和杀菌设备，导致食物变质以及杀菌消毒不严格而引发中毒，或卫生环境差、虫鼠害危害严重等问题也常常发生。

五、原料质量控制难，管理易出现漏洞

使用的原料和供应的品种繁多，原材料采购把关容易出现漏洞。由原材料采购引发的安全事故，主要是超范围使用“食材”和化学性食物中毒，如农药和兽药残留，霉变质变的原材料等。部分规模较小的餐饮单位缺乏必要的规章制度或制度执行不力，事故发生后无据可查。

六、服务人群广，网点分散

几乎是有人员流动的地方就有餐饮。我国餐饮业的网点几乎遍布各地的城镇、集市的每一条街道，这些大大小小的商业点散布在交通中心、旅游景点周边，极大地方便了人民群众的生活，解决了出行人群的就餐问题，同时也解决了相当数量群众的就业问题。

正因为网点分散，规模差异又比较大，这就给监管带来了一定的难度。

第三节 餐饮食品安全风险来源

一、餐饮食品安全风险的来源

餐饮消费作为食品从“农田到餐桌”的最后一个环节，是公众日常生活的重要组成部分。随着经济发展和社会的进步，消费者对安全饮食、健康生活的需求越来越高，餐饮安全所受到的社会公众关注度也越来越高，但餐饮业又是食品安全事故频发的行业。据统计我国每年食物中毒的人数约70% 来自餐饮行业，餐饮行业食品安全事故的发生

具有一定的区域性、时间性特征，导致食品安全事件的原因具有一定的规律性。

罗兰等曾经将我国发生的近300起餐饮业食品安全事件的发生原因分为12种进行统计和分析，发现餐饮业中人员、环境不卫生是导致餐饮消费食品安全事件的第一大原因，其次是添加有害投入品和采用不合格原料等（见图3–2）。

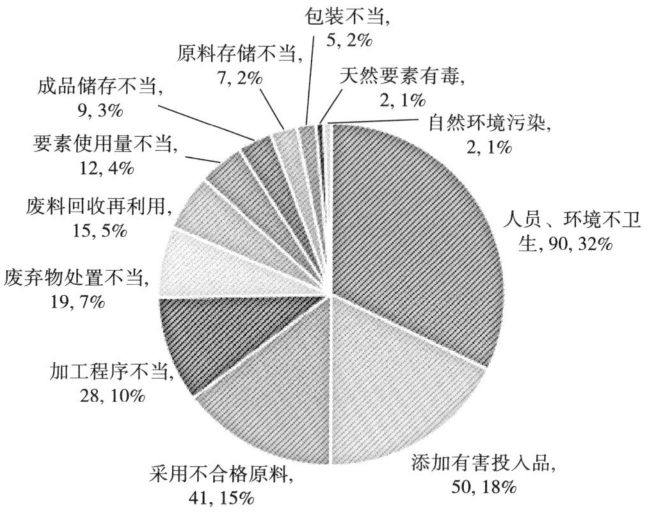

图 3-2　餐饮食品安全事故原因、数量（起）及占比

而从食品安全事件的食品种类分析看，在所统计分析的食品安全事件中肉制品类有38起，调味品类有37起，鲜菜类有27起，是餐饮消费中发生食品安全事件起数最多的食品。

二、餐饮安全影响因素与处理

影响餐饮安全的因素较多，从企业管理角度来看，主要有以下几方面。

（一）安全管理体系

食品安全管理是餐饮企业管理活动的重要部分。建立餐饮制品安全管理体系是制品安全的重要基础保障。根据企业规模与业态等因素，安全管理体系可繁可简。无论该体系复杂程度如何，它都是餐饮食品安全的基础管理，是过程管理中人员管理、设施设备管理、操作管理的前提，是过程管理中最重要的一环。

首先，因食品安全的强制性，餐饮企业要根据国家的食品安全法律法规、规章的规定，建立企业的食品安全管理组织机构，配置食品安全管理人员，建立健全各项食品安全管理制度，做好食品安全自查自评与记录和食品安全事故处置，落实餐饮服务提供者食品安全管理规范。

餐饮企业食品安全管理体系的构建应将相互关联的过程作为体系的构件来看待、理解和管理。系统是由相互作用或相互依赖的若干组成部分结合成具有特定功能的有机整体。在食品安全管理中应采用系统方法，围绕设定的安全方针和目标，确定实现这一方针和目标的关键过程及其相互顺序，分析这些过程间的相互作用和相互影响关系，按某种方式或规律将这些过程组成一个系统。管理由这些过程构成的系统，使之协调、有效地运行，以取得期望的结果。

对于具有一定规模的餐饮企业，需要设立安全管理机构、配备安全管理人员、建立安全管理制度、制定安全管理计划、制定产品和操作标准，进行安全监控和评估并纠错。

（二）工作人员

人是食品安全管理系统得以有效运转的动力和保证。参与安全管理体系的成员水平和素质直接影响到制品的质量和安全。对于传统厨房，由于工作人员密集而且多是手工操作，生产人员素质的高低、情绪是否稳定、生产技术掌握的程度，会直接关系到食品的安全。因此，需要重视对厨房人员素质的培养，帮助厨房人员管理情绪，提高操作水平，构建良好和谐的厨房氛围，培养团队精神，是厨房管理的重要内容之一。

（三）加工与消费环境

厨房加工环境的优劣对餐饮制品的安全会有直接影响。应注意改善厨房环境，排除影响厨房生产的不利因素。厨房内的布局（例如是否按要求设置单间）、设施（例如防虫网等）和设备（例如案台、砧板、灶台、炊具、冰箱、照明灯具、绞肉机、和面机等）的配备和性能稳定性在很大程度上影响着厨房生产制品的安全。

消费环境主要指备餐、供餐与配送环节的后端，消费者直接就餐时的环境。哪怕是单纯的就餐过程也会影响到餐饮制品的安全。

（四）原料

餐饮食品安全控制中，首先要抓好对烹饪原料质量的控制，有优质的烹饪原料，才能烹制出精美的餐饮制品。之所以把原料作为餐饮安全的一个影响因素，是因为原料对餐饮食品安全的影响既与餐饮企业管理本身有关，又不是餐饮企业完全可控的。首先，餐饮企业在原料的采购过程中应尽基本的法律义务（主要体现在安全方面），但哪怕尽到法律义务也不能百分之百保证原材料质量和安全。原料的安全风险主要体现在以下几方面。

1. 与企业管理有关的原材料安全风险

主要表现在管理漏洞、人员素质等方面。在原料的采购中有可能出现个别采购人员徇私舞弊现象，也有可能受到自身素质和知识水平的限制采购不合格甚至违禁原材料。

2. 与企业管理不紧密相关的原材料安全风险

我国的法律和法规对不同业态的餐饮企业和原料供应者资质要求是不同的。对于规模比较小的餐饮企业，主要是要求餐饮企业对原料供应者资质和原料本身感官方面的查验，而对于特定餐饮服务提供者就要求建立供货者评价和退出机制，对供货者的食品安全状况等进行评价，将符合食品安全管理要求的列入供货者名录，及时更换不符合要求的供货者。出于规模和成本考虑，在符合国家法律法规强制要求（主要体现在安全方面）前提下，并不是所有企业都会进一步采取措施去控制原料的安全。

（五）产品方法

主要包括食品品种及加工工艺、操作规程、测量和评定方法等。毋庸置疑，不同食品品种结合特定的加工工艺，在安全的稳定性上是有差异的，比如冷食和热食本身安全性就存在差异。

第四节 实训及作业

一、实训

以小组为单位，各搜索1～3起食品安全事故案例（优先选用餐饮行业案例），分组讨论发生的原因。

二、作业

1. 你怎样理解食品安全？
2. 餐饮食品安全事故具有什么特点，请试着总结。

第四章

餐饮食品安全管理的作用与内容

第一节
餐饮食品安全管理的作用

一、保证合法经营

合法经营是指市场主体的生产经营活动符合法律、规则和标准。法律、规则和标准不仅包括那些具有法律约束力的文件，还包括诚实正直的行为准则、公平贸易、市场惯例、行业规范等。餐饮企业必须按照政府的要求开展经营活动。政府对餐饮企业的强制要求主要集中在安全要求方面，除此之外还会涉及反对浪费、反对价格或功能宣传欺诈等方面。餐饮企业开展食品安全管理既是义务，又是提高竞争力的手段。

涉及餐饮企业食品的强制要求较多，包括《中华人民共和国食品安全法》《中华人民共和国食品安全法实施条例》《食品经营许可和备案管理办法》《中华人民共和国反食品浪费法》《食品安全国家标准 餐饮服务通用卫生规范》《餐饮服务食品安全操作规范》等。餐饮企业进行食品安全管理需要熟悉相关的政府强制要求，在企业的管理中贯彻相关政府强制要求。

二、保障和提高经济效益

餐饮行业既提供食品，又提供服务，但其核心载体就是食品。餐厅的档次和风格亦可为企业本身树立良好的品牌形象，从而形成适合企业自身的市场定位和经营方式。优质的食品是满足顾客心理及生理需求的基本要求，可以想象，一家经常违法违规的餐厅是很难得到顾客认可的。

总之，餐饮企业进行有效的食品安全管理是提高企业竞争力的重要保障，是提高企业经济效益的基本支撑，也是餐饮企业过程管理中人员管理、设施设备管理、操作管理的基础。餐饮食品安全管理应该通过完善、有效的组织形式来实现。

第二节 餐饮食品安全管理的内容

一、设立食品安全管理机构

《餐饮服务食品安全操作规范》要求：“中央厨房、集体用餐配送单位、连锁餐饮企业总部、网络餐饮服务第三方平台提供者应设立食品安全管理机构，配备专职食品安全管理人员。”通常，酒店中会设立管事部，食品安全经理编制在管事部工作，负责食品安全管理工作。

食品安全管理机构的职责和作用决定食品安全控制所采取的措施。餐饮食品安全管理机构应根据企业规模和业态设置岗位和人员数量，进行合理分工，明确岗位职责、任务、汇报关系，明确各个部门的职能、工作范围、协调机制，切实发挥作用。机构的设置直接受到企业规模的影响，企业规模越大，设置的部门可以越细、越多，图4-1给出了一个参考框架。

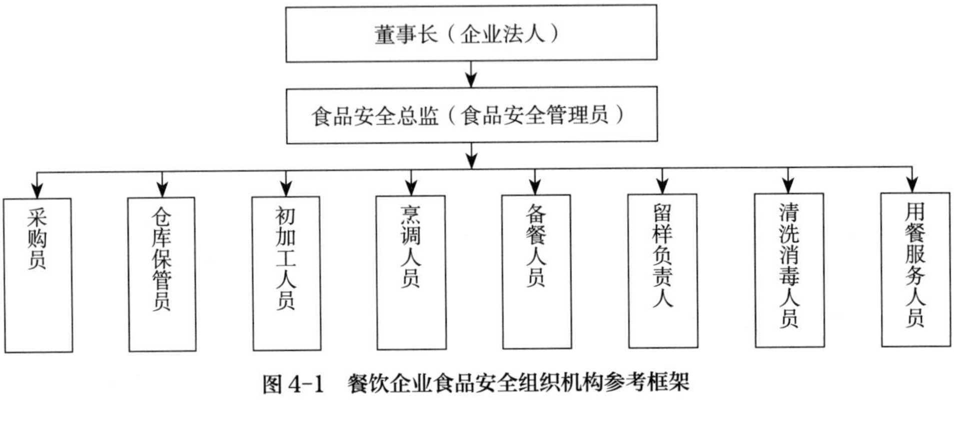

图4-1　餐饮企业食品安全组织机构参考框架

二、配备食品安全管理人员

《中华人民共和国食品安全法》中明确：“食品生产经营企业的主要负责人应当落实企业食品安全管理制度，对本企业的食品安全工作全面负责。”《企业落实食品安全主体责任监督管理规定》中要求：“企业主要负责人对本企业食品安全工作全面负责，建立并落实食品安全主体责任的长效机制。”所以，在食品安全管理方面，人员的配备首先就是企业的主要负责人。企业负责人要做到“落实食品安全责任制，依法配备与企业规模、食品类别、风险等级、管理水平、安全状况等相适应的食品安全总监、食品安全员等食品安全管理人员，明确企业主要负责人、食品安全总监、食品安全员等的岗位职责”。因此，餐饮服务单位需要建立由上及下的食品安全统一管理组织，并配备相应的管理人员。

（一）食品安全管理人员应具备的能力

就食品的安全管理方面而言，食品安全总监、食品安全员应当具备下列食品安全管理能力。

（1）掌握相应的食品安全法律法规、食品安全标准。

（2）具备识别和防控相应食品安全风险的专业知识。

（3）熟悉本企业食品安全相关设施设备、工艺流程、操作规程等生产经营过程控制要求。

（4）参加企业组织的食品安全管理人员培训（按照原国家食品药品监督管理局2011年发布的《餐饮服务单位食品安全管理人员培训管理办法》要求餐饮安全管理人员原则上每年应接受不少于40小时的餐饮服务食品安全集中培训）并通过考核。

（5）其他应当具备的食品安全管理能力。

（二）食品安全管理工作的职责

食品安全员按照职责要求对食品安全总监或者企业主要负责人负责，从事食品安全管理具体工作，承担下列职责。

（1）督促落实食品生产经营过程控制要求。

（2）检查食品安全管理制度的执行情况，管理维护食品安全生产经营过程记录材料，按照要求保存相关资料。

（3）对不符合食品安全标准的食品或者有证据证明可能危害人体健康的食品以及发现的食品安全风险隐患，及时采取有效措施整改并报告。

（4）记录和管理从业人员健康状况、卫生状况。

（5）配合有关部门调查处理食品安全事故。

（6）其他食品安全管理责任。

此外，鉴于对质量管理其他要素知识掌握的需要，在质量与安全合并进行管理的部门内的相关人员还应该掌握较系统的质量管理知识。企业应根据食品安全和质量控制要求，选择和培养相关的职工。

三、建立食品安全管理制度

食品生产经营企业应当建立健全食品安全管理制度，食品生产经营企业的主要负责人应当落实企业食品安全管理制度，对本企业的食品安全工作全面负责。

餐饮企业内部的食品安全管理制度可以包括以下内容：食品安全负责人、食品安全管理机构、食品安全管理人员的工作程序；从业人员健康管理制度和培训管理制度；加工经营场所及设施设备清洁、消毒和维修保养制度；食品、食品添加剂、食品相关产品采购索证索票、进货查验和台账记录制度；关键环节操作规程；餐厨废弃物处置管理制度；食品质量与安全突发事件应急处置方案；投诉受理制度；奖惩制度；食品安全排查反馈制度，餐饮服务提供者依据保证食品安全的需要而规定的其他制度。

首先，相关制度应根据本企业的实际情况制定，简单明确、科学合理、切实可行，应当将食品质量与安全的目标和理念列入工作的具体执行方案中。其次，制度的落实情况需要有监督，结果要有反馈，最终形成一种不断完善的机制。

四、制定食品安全管理计划

工作计划是一种预测未来、设立目标、决定政策、选择方案的连续程序。计划是企业的行动指南，是进行管理的基础和依据。

要制订出切实可行的食品安全管理计划，既需要了解国家的食品安全法规，掌握食品安全管理技术，能够具体分析餐饮生产原料采购、加工制作、备餐服务的过程和程序，又要熟悉生产设施、设备及人力资源等情况。只有进行细致、深入的了解和分析，才能保证食品安全工作计划的科学性、稳定性、严肃性和适用性。食品安全管理计划应整合进企业的战略、经营理念中。

五、倾力食品安全管理制度的实施

食品安全管理贯穿于餐饮服务生产经营的全过程。能落地、能实施的制度才有意义，能反馈实施结果并加以完善的制度才是有生命力的制度。有条件的餐饮服务提供者可建立独立的食品检测室，配备专门化验人员，对食品安全进行全方位的监控，或者与有资质的食品检测机构签订外包服务协议，定时对本企业食品质量安全管理对象进行科学验证，及时纠偏，从而保证食品的安全。

第三节
自查自评与记录

食品生产经营者应当建立食品安全自查制度，定期对食品安全状况进行检查评价。生产经营条件发生变化，不再符合食品安全要求的，食品生产经营者应当立即采取整改措施；有发生食品安全事故潜在风险的，应当立即停止食品生产经营活动，并向所在地县级人民政府食品安全监督管理部门报告。

一、自查和报告制度

餐饮服务企业应建立从业人员健康管理制度、食品安全自查制度、食品进货查验记录制度、原料控制要求、过程控制要求、食品安全事故处置方案等。

（一）自查的内容

（1）结合经营实际，全面分析经营过程中的食品安全危害因素和风险点，确定食品安全自查项目和要求，建立自查清单，制定自查计划。

（2）根据食品安全法律法规和《餐饮服务食品安全操作规范》，自行或者委托第三方专业机构开展食品安全自查，及时发现并消除食品安全隐患，防止发生食品安全事故。

（3）食品安全自查包括制度自查、定期自查和专项自查。

①制度自查。对食品安全制度的适用性，每年至少开展一次自查。在国家食品安全法律法规、规章、规范性文件和食品安全国家标准发生变化时，及时开展制度自查和修订。

②定期自查。特定餐饮服务提供者对其经营过程，应每周至少开展一次自查；其他餐饮服务提供者对其经营过程，应每月至少开展一次自查。定期自查的内容，应根据食品安全法律法规、规章和本规范确定。

③专项自查。获知食品安全风险信息后，应立即开展专项自查。专项自查的重点内容应根据食品安全风险信息确定。

对自查中发现的问题食品，应立即停止使用，存放在加贴醒目、牢固标识的专门区域，避免被误用，并采取退货、销毁等处理措施。对自查中发现的其他食品安全风险，应根据具体情况采取有效措施，防止对消费者造成伤害。

（二）报告制度

1. 内部报告制度

餐饮服务单位应该建立内部食品安全报告制度，及时发现和处理食品安全隐患，主动降低食品安全风险。

食品安全管理人员应每天对从业人员上岗前的健康状况进行检查。患有发热、腹泻、咽部炎症等病症及皮肤有伤口或感染的从业人员，应主动向食品安全管理人员报告，暂停从事接触直接入口食品的工作，必要时进行临时健康检查，待查明原因并将有碍食品安全的疾病治愈后方可重新上岗。

餐饮服务单位员工发现食品安全隐患，或者改变配方涉及添加剂使用的应向食品安全管理员报告。

2. 向政府部门报告

餐饮服务单位发现有食品安全事故潜在风险，及发生食品安全事故的，应当立即停止食品生产经营活动，并向所在地县级人民政府食品安全监督管理部门报告。

餐饮服务单位食品召回情况较少，但如果涉及食品召回，应当将食品召回和处理情况向所在地县级人民政府食品安全监督管理部门报告；需要对召回的食品进行无害化处理、销毁的，应当提前报告时间、地点。食品安全监督管理部门认为必要的，可以实施现场监督。

二、自评流程

食品安全管理计划实施效果在很大程度上取决于规章制度、操作标准的执行。日常自查自评的目的，就是检查每个部门、每个岗位的工作进度与计划、目标、标准的符合性，通过检查、分析计划执行的情况，发现问题及时解决。自查自评的关键是纠正偏差，找出产生偏差的原因并确定纠正偏差的方法。

（一）依据

餐饮服务单位应该结合《中华人民共和国食品安全法》《餐饮服务食品安全操作规范》《食品安全国家标准 餐饮服务通用卫生规范》《餐饮服务食品安全监督检查操作指南》等并结合企业自身情况，制定企业自己的食品安全管理制度、规范或标准。餐饮服务单位自评主要依据企业制定的各项食品安全管理制度、操作规范和食品安全标准。

（二）项目

对各部门及各岗位的人员、生产和服务、设施设备、环境、原料和成品的食品安全均应进行检查。对所制定的食品安全管理制度、操作规范和食品安全标准的项目要逐项检查。食品药品监督部门检查的项目应作为企业内部检查的重点。

（三）组织

食品安全管理部门在总经理的领导下，有权对企业的各个部门进行全面监督和检查。餐饮生产区域的食品安全检查可采用多种方式进行，如主管级负责对本管区的食品安全工作进行监督和检查，或者内部组织交叉检查等。内部交叉检查时，应由管理者、食品安全管理人员和岗位员工组成互查组。食品安全管理人员应定期依据新法规的要求及时验证企业食品安全工作的合规性，并及时主导纠偏处理。

（四）方式

可采用定期和不定期检查。定期可分为每日检查、每周检查、每月检查；还可根据需要进行不定期检查和随时抽查。

三、食品安全记录管理

记录管理的目的一方面是为了满足政府监管的要求，另一方面是通过对操作进行记录，提出明确的要求，督促具体操作人员在实际工作中自觉执行操作制度。所以，做好记录管理是餐饮服务提供者进行食品安全管理的具体措施。

（一）记录种类

人员健康状况、培训情况、原料采购验收、加工操作过程关键项目、食品安全检查情况、食品留样检验结果及投诉情况、处理结果、发现问题后采取的措施等。

（二）记录作用

《中华人民共和国食品安全法》《餐饮服务食品安全操作规范》等都要求餐饮食品安全记录。各项记录均应有执行人员和检查人员的签名，双重签名的作用就是为了复核，保证记录的真实；各岗位负责人应督促相关人员按要求进行记录，并每天检查记录的有关内容；食品安全管理人员应定期检查相关记录，记录中如发现异常情况，应立即督促有关人员采取改正措施，如果发现的问题会直接影响到食品安全，则应立即停止食品加工和供应，直到问题解决。只有这样才能保证记录真正起到督促落实和及时改正的作用。

（三）记录保存

记录保存一般为2年。记录保存的目的是便于定期对既往操作状况进行阶段性分析，为持续改进提供参考。记录表格在设计上要尽可能把本环节所涉及的所有操作项目都涵盖其中，以便较全面、真实地反映各环节、各岗位履行操作要求的实际情况。

四、文件保存区记录文件

（一）一般餐饮服务单位

（1）具有食品、食品添加剂、食品相关产品的随货证明文件、每笔购物或送货凭证。具有完整的进货查验记录。

（2）采购畜禽肉类的，还应具有动物产品检疫合格证明；采购猪肉的，还应具有肉品品质检验合格证明。

（3）使用集中消毒餐饮具的，应具有集中消毒餐饮具企业的营业执照和产品的消毒合格证明。

（4）有食品安全管理制度、食品安全追溯体系、设施设备清洗维护校验记录、从业人员每日健康检查（晨检）记录、食品安全自查记录（每月一次）、从业人员食品安全培训考核记录（每年一次）等。

（二）中大型社会餐饮服务提供者

（1）具有食品、食品添加剂、食品相关产品的随货证明文件、每笔购物或送货凭证。具有完整的进货查验记录。

（2）采购畜禽肉类的，还应具有动物产品检疫合格证明；采购猪肉的，还应具有肉品品质检验合格证明。

（3）使用集中消毒餐饮具的，应具有集中消毒餐饮具企业的营业执照和产品的消毒合格证明。

（4）有食品安全管理制度、食品安全追溯体系、设施设备清洗维护校验记录、从业人员每日健康检查（晨检）记录、食品安全自查记录（每月一次）、从业人员食品安全培训考核记录（每年一次）等。

（三）学校食堂

（1）具有食品、食品添加剂、食品相关产品的随货证明文件、每笔购物或送货凭证。具有完整的进货查验记录。

（2）采购畜禽肉类的，还应具有动物产品检疫合格证明；采购猪肉的，还应具有肉品品质检验合格证明。

（3）有食品安全管理制度、食品安全追溯体系、供货者评价和退出制度、加工操作规程、设施设备清洗维护校验记录、从业人员每日健康检查（晨检）记录、食品安全自查记录（每周一次）、从业人员食品安全培训考核记录（每半年一次）等。

（四）中央厨房和集体用餐配送单位

（1）具有食品、食品添加剂、食品相关产品的随货证明文件、每笔购物或送货凭证。具有完整的进货查验记录。

（2）采购畜禽肉类的，还应具有动物产品检疫合格证明；采购猪肉的，还应具有肉品品质检验合格证明。

（3）有食品安全管理制度、食品安全追溯体系、供货者评价和退出制度、加工操作规程、设施设备清洗维护校验记录、从业人员每日健康检查（晨检）记录、食品安全自查记录（每周一次）、从业人员食品安全培训考核记录（每半年一次）等。

（4）设立食品安全管理机构，配备专职食品安全管理人员。

（5）具有检验检测计划，定期对大宗食品原料、加工制作环境等自行或委托具有资质的第三方机构进行检验检测；能够出具检验检测报告或记录。

第四节
实训及作业

一、实训

模拟为一个中型餐饮企业制定一套简易的食品安全管理制度，并分组讨论其合理性。

二、作业

1. 结合查阅资料，描述食品安全管理员的职责。
2. 试回答餐饮企业进行食品安全自查可能包含哪些内容。

第五章

餐饮企业常用管理方法

第一节 餐饮企业常用食品安全管理方法简介

一、4D现场管理

（一）概念

4D是用来创造和维护良好工作环境的一种有效技术，4D现场管理体系包括4个到位，即整理到位、责任到位、培训到位、执行到位。

（二）内容

1. 1D——整理到位

判断必需与非必需的物品并将非必需的物品清理掉，将必需物品数量降低到最低的程度，将非必需的物品清理掉，明确标示、摆放整齐，把空间腾出来，防止误用，清除工作场所各区域的污物，保持环境、物品、仪器、设备处于清洁状态，防止污染的发生。

餐饮企业为此还常常使用“四分、五定、四统一、一清洁”的方法去实施整理到位。“四分”即分区（客人区和员工区）、分类（把物品分两类，一类是非必需品，一类是必需品）、分层（低、中、高用量分层存放）、分颜色（用颜色来区分）；“五定”即定名（所有物品要贴上名字）、定量（食品标牌要标明最高最低存量）、定流线（按照岗位流程布置现场设备，按照操作使用顺序摆放工具，按照正常操作流程整理布置工作间）、定向（物品出柜要按照先进先出、左进右出、后进前出的原则，工作线路的直线直角或环形路线设置，减少碰撞，有条理，公共区域场所设置标识牌）、定位（标志地点定位，设施区域线内定位，可视透明定位，行迹定位，容器内定位等）；“四统一”即客人寄存物品要统一登记存放，管理人员、员工私人物品统一集中存放，量大的物品统一存放，统一的通告板；一清洁即工作现场的清洁工作。

2. 2D——责任到位

所有物品必须有专人保管，在物品表面一定要贴上物品使用人、责任人以及使用流程，还有标准的清洁时间，物品有识别图（分层分类）。本着“谁干谁负责、谁使用谁负责、谁检查谁负责、谁签字谁负责”的原则，把工作流程化、把流程形象化和数字化，对日常工作给予清晰的指导。做到每寸土地、每样物品都有负责人，每件设备人人都知道怎么用，人人都清楚该干什么、怎么干、干成什么样，实施有效节约及责任措施以及安全保证责任和措施，建立责任到位的标准。

卫生、设备、服务、安全，责任到人，制度上墙。

3. 3D——培训到位

连续、反复不断地坚持把前面2D的内容及办法，采取多种形式培训新老员工，让员工时刻牢记4D，使之深入人心，依规定办事，养成良好习惯。

4. 4D——执行到位

在培训到位的基础上，通过全员互动，用科学的监督系统将4D现场标准长久保持，实现现场的整齐划一，整洁有序，真正发挥4D现场管理的效用，使员工养成坚持的习惯。

二、五常法

（一）概念

“五常”即为：常组织、常整顿、常清洁、常规范、常自律。它的逻辑是经常维持工作现场的组织、整顿、清洁、规范和自律，减少浪费，提高工作效率。

（二）内容

1. 常整理

经常性地将工作场所区域的人、事、物（重点是物）分开，对于现场不需要的物品，诸如用剩的材料、多余的半成品、切下的料头、切屑、垃圾、废品、多余的工具、报废的设备、工人的个人生活用品等，清理出生产现场。

常整理可以改善和增加作业面积，使现场无杂物，行道通畅，减少磕碰的机会，保障安全，提高生产效率，消除管理上的混放、混料等差错事故，减少库存量，节约资金，改变作风。

2. 常整顿

通过前一步整理后，把需要的人、事、物加以定量、定位并加以标示，以便工作场所一目了然，提高工作效率。这项工作已发展成一项专门的现场管理方法，即定置管理。

3. 常清洁

将工作场所（机械设备、卫生设施）内看得见与看不见的地方都清扫干净，设备异常时马上修理，使之恢复正常，保持工作场所干净、整洁。

4. 常规范

维持上面三步的成果，持续地、反复不断地坚持“常整理”“常整顿”和“常清洁”

活动，维持前三阶段取得的成果并规范相关的制度。

5. 常自律

努力提高人员的素养，使每位员工都养成良好的生活和工作习惯，自觉遵守规章制度，工作积极主动。

三、六T法

（一）概念

六T是指六个天天（T代表天字拼音的第一个字母），即天天处理、天天整合、天天清扫、天天规范、天天检查、天天改进。六T法属于行业性的管理方法，其目的是改善卫生、安全、质量、效益、形象和综合竞争力。

（二）内容

1. 天天处理

判断出完成工作必需的物品和非必需的物品并分开放置，工作现场不放置非必需品；将必需品的数量降低到最低程度，每种必需品实行最高量和最低量的控制方法，库存不超过最高量，低于最低量必须进货，并按高、中、低用量分别存放，分层管理。“天天处理”的要点是每天都要重复上述工作，绝不是一劳永逸，因为物品是处于变动中的。

2. 天天整合

将必需品放置在任何人都能立即取到的状态，使工作场所一目了然，尽量缩短寻找物品的时间；实行物品分类集中放置，有合理容器，有固定的有效位置。物品有“名”有“家”，先进先出，左进右出，避免物品过期而减少损失。每位员工养成不乱放乱拿的好习惯。每个分区位置都要有布置总表（或总平面图），都要有负责人标签，包括负责人照片、姓名、休假日代理负责人，使每位员工都能在30秒内取出和放回物品。

3. 天天清扫

整个组织所有成员（包含领导和普通员工）都有自己应该清洁的责任区，不能留下无人负责的区域，即死角，每天清除污染源，使工作场所不乱、不脏、干净整洁，物品有序，实现人人做清洁，天天保清洁。针对餐饮企业，清洁内容包括国家相关要求的落实。

4. 天天规范

增加管理的透明度，推行颜色和视觉管理、看板管理，采用一目了然的现场管理方法，将天天处理、天天整合、天天清扫实施的成果标准化、规范化，坚持下去，达到全面提升管理水平的目的。餐饮企业食品安全管理的目标需纳入天天规范的重点内容。

5. 天天检查

通过检查做到人人自查，相互检查，每位员工都能养成持续地、自律地遵守上述4T规章制度的习惯。给每位员工制定六T范围，养成下班前检查的习惯。

6. 天天改进

餐饮业现场管理是一个螺旋向上、不断改进、不断上升的过程。企业不能认为完成前5T就可以结束了。企业的内外环境在变化，尤其是餐饮企业产品标准化程度往往比较低，原材料在变化、消费者口味在变化、工艺在变化，经营方式也在变化，因此必须天天改进，由每一个员工在根据以上5T的基础内不断创新、不断完善，进而提高管理效率。

四、7S法

（一）概念

7S活动起源于日本，活动针对的对象主要是现场的环境，它对生产现场环境全局进行综合考虑，并制订切实可行的计划与措施，从而达到规范化管理。7S活动的核心是培养良好的职工素养。7S是指整理（seiri）、整顿（seiton）、清扫（seiso）、清洁（seiketsu）、素养（shitsuke）、安全（safety）、节约（save），简称为“7S”。

（二）内容

1. 整理

整理的目的是腾出空间，提高生产效率。整理过程既要区分“要”与“不要”的东西，对“不要”的东西进行处理，现场不放无用的东西，又要区分必需品和非必需品，现场不放置非必需品，还要区分哪些是有用的、哪些是少用的、哪些是用不着的东西，然后将无用的东西清除出现场，只留下有用的和必要的东西。

2. 整顿

整顿的目的是排除寻找过程的时间和人力的浪费。整顿要求东西依规定定位、定量摆放整齐，明确标识，使工作场所一目了然，营造整整齐齐的工作环境，从而消除找寻物品的时间。在实施的过程中要求所有物品全部实行定置定位管理，固定物品不得随意移动，物品使用后立即归位，做到道路畅通，物品堆放整齐，物品分类清楚，有专用贮存设备，物品标识清晰，易于寻找，在需要时能够立即找到。

3. 清扫

清扫即清除现场的脏污，清除作业区域的物料垃圾，查找污染源，检查设备的异常，使职场内保持干净整洁，保证设备工作状态良好。清扫前要建立清扫责任区，通过清扫的行为来尽早发现设备异常、隔绝污染源，保持工作环境清洁。

4. 清洁

清洁是将整理、整顿和清扫的实施制度化、规范化，并维持效果。清洁是企业形成7S企业文化的重要构成部分。

5. 素养

素养即提升“人的品质”，养成对任何工作都持认真态度的品质，要求人人依规定行事，养成好习惯。它要求持续对员工进行素质教育，形成良好的行为习惯。素养是7S活动的核心，没有人员素质的提高，各项活动就很难持续顺利地展开。

6. 安全

“安全”要求所有的工作应建立在安全的前提下，即清除隐患，排除险情，建立起安全生产的环境，预防事故发生，保障员工的人身安全，保证生产的连续安全正常的进行，同时减少因安全事故带来的经济损失。“安全”的实施需贯彻“安全第一、预防为主”的方针，重视全员安全教育，每时每刻都有安全第一的观念，防患于未然，严禁违章，尊重生命，确保人身、设备、设施安全。

7. 节约

节约就是对时间、空间、能源等方面的合理利用，以发挥它们的最大效能，从而创造一个高效的、物尽其用的工作场所。它要求能用的东西要尽可能利用，不要随意丢弃，丢弃前要思考其剩余的使用价值。“节约”是对整理工作的补充和指导，要求增强员工的质量意识，减少同样事故的重复发生，减少质量损失。

五、QACCP法

（一）概念

餐饮食品的质量和安全受多方面因素的影响。就餐饮食品质量而言，安全可以说是基本指标，也是强制指标。我国在制定食品标准方面，《中华人民共和国食品安全法》要求“食品安全标准是强制执行的标准。除食品安全标准外，不得制定其他食品强制性标准”，也可以看出食品质量中安全的重要性。食品行业，特别是餐饮行业引入了大量的食品安全管理体系和控制方法，但在质量控制方面相对比较薄弱。目前，在餐饮行业有ISO9000族质量控制和ISO2200族安全控制标准的引入和应用，但鉴于大多数餐饮企业标准化制售程度较低，在制品质量控制方面效果并不是十分理想。

在食品的安全控制方面，国内有相当数量的较大规模餐饮企业尝试引入危害分析及关键控制点体系（Hazard Analysis and Critical Control Point，HACCP），取得了一定成绩。HACCP 体系与传统管理方法比较具有一定的先进性：①控制重点前移。这是与传统管理方法的最大区别，HACCP体系对食品原料和加工过程进行危害分析，找出能控制产品安全的关键环节，并采取有效措施加以控制，做到有的放矢，大大提高了关键环节控制的针对性。②时效性强。HACCP 系统通过简便、快速的检验方法对所设定的关键限值进行监控，如温度变化、pH等。通过对这些指标的监控，反映终产品的安全状况，与传统的食品检验相比，减少了检验的时间。③实践性强。HACCP体系不是固定的、死板的套用模式，是根据餐饮服务单位实际的食品加工流程和基本情况而设计，当企业的设备、布局、加工流程、供餐方式等情况发展变化，HACCP体系也应作相应调整。

鉴于HACCP在餐饮业食品安全控制方面具有较高的应用价值和先进性，在全面梳理其在餐饮企业的应用实践、借鉴HACCP的思想和方法基础上，结合ISO体系及良好操作规范（GMP），我国学者王京法博士将其由食品安全控制延伸至餐饮制品全面质量控制，提出了QACCP（Quality Analysis and Critical Control Point）体系，即质量分析与关键控制点体系。本体系经过在餐饮企业的实践应用，取得了较好的效果。

（二）内容

1. 强制要求

强制要求主要指所在国别的法律法规、规章、行政规范性文件、强制标准等强制要求，也包括一些地方法规、地方规章等。强制要求是QACCP的基础构件。

2. 推荐体系

推荐体系以相关推荐性标准为主，还包括一些行政规范性文件的推荐部分。第三方认证往往以一些推荐性标准为依据，补充一些认证规定和程序。

3. 企业自身生产工艺流程及经验

对于大多数餐饮企业，制品的生产往往标准化程度比较低，有时也有自己特定的生产工艺，在建立QACCP时应该全面梳理企业产品线和生产流程，并把企业自己的经验进行总结，以便更好地建立企业QACCP。

第二节
实训及作业

一、实训

制作一个表格，包含餐饮食品安全的风险来源和响应的控制措施，分组讨论其合理性。

二、作业

1．教材中介绍的食品安全管理方法，你喜欢哪种，为什么？

2．查阅资料，试述食品安全和食品卫生的关系。

第六章

餐饮食品安全环境和岗位管理

随着我国经济发展水平的不断提高和飞速的发展，人民的生活水平和认识水平不断提高，食品安全越来越受到消费者的重视，餐饮食品环境与服务管理也逐渐作为细化的管理对象走进大众视野。消费者一方面追求餐饮食品色、香、味、形、器、艺、养俱佳，另一方面又对食品清洁卫生、无毒无害提出了更高的要求。

食品安全事故的发生，不仅造成经济损失和不良社会影响，也使消费者对食品安全的关注度更高。餐饮食品安全既受到原料本身的影响，更受到食品接触环境和操作人员如何操作的影响。

第一节 建筑设计及设施设备管理

一、餐饮生产经营的建筑场所与布局

（一）选址与环境

《中华人民共和国食品安全法》要求食品生产经营应当符合食品安全标准并具有“与生产经营的食品品种、数量相适应的食品原料处理和食品加工、包装、贮存等场所，保持该场所环境整洁，并与有毒、有害场所以及其他污染源保持规定的距离”。

《餐饮服务食品安全操作规范》则进行了进一步的细化，要求从事餐饮服务活动应具有与生产经营的食品品种、数量相适应的食品原料处理和食品加工、包装、贮存等场所，保持该场所环境整洁，并与有毒、有害场所以及其他污染源保持规定的距离。

餐饮服务场所指与食品加工制作、供应直接或间接相关的区域，包括食品处理区、就餐区和辅助区。餐饮服务场所的选址与环境在《餐饮服务食品安全操作规范》和《食品安全国家标准 餐饮服务通用卫生规范》中都作了要求。

（1）应选择与经营的餐食相适应的地点和场所，保持该场所环境清洁。

（2）不得选择易受到污染的区域。应距离粪坑、污水池、暴露垃圾场（站）、旱厕等污染源25米以上，并位于粉尘、有害气体、放射性物质和其他扩散性污染源的影响范围外。

（3）宜选择地面干燥、有给排水条件和电力供应的区域。

（二）设计与布局

（1）食品处理区应设置在室内，并采取有效措施，防止食品在存放和加工制作过程中受到污染。

（2）按照原料进入、原料加工制作、半成品加工制作、成品供应的流程合理布局。

（3）分开设置原料通道及入口、成品通道及出口、使用后餐饮具的回收通道及入口。无法分设时，应在不同时段分别运送原料、成品、使用后的餐饮具，或者使用无污染的方式覆盖运送成品。

（4）设置独立隔间、区域或设施，存放清洁工具（包括扫帚、拖把、抹布、刷子等）。专用于清洗清洁工具的区域或设施，其位置不会污染食品，并有明显的区分标识。

（5）食品处理区加工制作食品时，如使用燃煤或木炭等固体燃料，炉灶应为隔墙烧火的外扒灰式。

（6）饲养和宰杀畜禽等动物的区域，应位于餐饮服务场所外，并与餐饮服务场所保持适当距离。

（7）根据经营项目需要设置专间的，按要求设置专间。需要设置专间的情况主要包括：中央厨房和集体用餐配送单位的食品冷却、分装；生食类食品加工制作；裱花蛋糕加工制作；冷食类食品［备餐、现榨果蔬汁、果蔬拼盘等的加工制作、仅加工制作植物性冷食类食品（不含非发酵豆制品）、对预包装食品进行拆封、装盘、调味等简单加工制作后即供应的、调制供消费者直接食用的调味料可在专间也可以在专用操作区进行］。

（三）建筑结构

建筑结构应采用适当的耐用材料建造，坚固耐用，易于维修、清洁或消毒，地面、墙面、门窗、天花板等建筑围护结构的设置应能避免有害生物侵入和栖息。

1. 天花板

（1）天花板的涂覆或装修材料无毒、无异味、不吸水、易清洁。天花板无裂缝、无破损，无霉斑、无灰尘积聚、无有害生物隐匿。

（2）天花板宜距离地面2.5米以上。

（3）食品处理区天花板的涂覆或装修材料耐高温、耐腐蚀。天花板与横梁或墙壁结合处宜有一定弧度。水蒸气较多区域的天花板有适当坡度。清洁操作区、准清洁操作区及其他半成品、成品暴露区域的天花板平整。

2. 墙壁

（1）食品处理区墙壁的涂覆或铺设材料无毒、无异味、不透水。墙壁平滑、无裂缝、无破损、无霉斑、无积垢。

（2）需经常冲洗的场所（包括粗加工制作、切配、烹饪和餐用具清洗消毒等场所，下同），应铺设1.5米以上、浅色、不吸水、易清洗的墙裙。各类专间的墙裙应铺设到墙顶。

3. 门窗

（1）食品处理区的门、窗闭合严密、无变形、无破损。与外界直接相通的门和可开启的窗，应设置易拆洗、不易生锈的防蝇纱网或空气幕。与外界直接相通的门能自动关闭。

（2）需经常冲洗的场所及各类专间的门应坚固、不吸水、易清洗。

（3）专间的门、窗闭合严密、无变形、无破损。专间的门能自动关闭。专间的窗户为封闭式（用于传递食品的除外）。专间内外运送食品的窗口应专用、可开闭，大小以可通过运送食品的容器为准。

4. 地面

（1）食品处理区地面的铺设材料应无毒、无异味、不透水、耐腐蚀。地面平整、无裂缝、无破损、无积水积垢。

（2）清洁操作区不得设置明沟，地漏应能防止废弃物流入及浊气逸出。

（3）就餐区不宜铺设地毯。如铺设地毯，应定期清洁，保持卫生。

二、设施设备

《中华人民共和国食品安全法》要求食品生产经营应当具有与生产经营的食品品种、数量相适应的生产经营设备或者设施，有相应的消毒、更衣、盥洗、采光、照明、通风、防腐、防尘、防蝇、防鼠、防虫、洗涤以及处理废水、存放垃圾和废弃物的设备或者设施。

餐饮服务场所的选址与环境在《餐饮服务食品安全操作规范》和《食品安全国家标准 餐饮服务通用卫生规范》中都作了要求。

（一）供水设施

（1）食品加工制作用水的管道系统应引自生活饮用水主管道，与非饮用水（如冷却水、污水或废水等）的管道系统完全分离，应能保证水质、水压、水量及其他要求符合食品加工需要，防止非食品加工用水逆流。

（2）供水设施中使用的涉及饮用水卫生安全产品应符合国家相关规定。

（3）食品加工用水的水质应符合《生活饮用水卫生标准》的规定。对加工用水水质有特殊需要的，应符合相应规定。

（4）自备水源及其供水设施应符合有关规定。供水设施中使用的涉及饮用水卫生安全的产品应符合相关规定。

（二）排水设施

（1）排水设施的设计和建造应保证排水畅通，便于清洁、维护；应能保证食品加工用水不受污染。

（2）需经常冲洗的场所和排水沟要有一定的排水坡度。排水沟内不得设置其他管路，侧面和底面接合处宜有一定弧度，并设有可拆卸的装置。

（3）排水的流向宜由高清洁操作区流向低清洁操作区，并能防止污水逆流。

（4）排水管道与外界相通的出口应有适当措施，以防止有害生物侵入。

（5）专间、专用操作区不应设置明沟；如设置地漏，应带有水封等装置，防止废弃物进入及浊气逸出。

（三）清洗、消毒、保洁设施

（1）清洗、消毒、保洁设施设备应放置在专用区域，容量和数量应能满足加工制作和供餐需要。

（2）食品工用具的清洗水池应与食品原料、清洁用具的清洗水池分开。采用化学消毒方法的，应设置接触直接入口食品的工用具的专用消毒水池。

（3）各类水池应使用不透水材料（如不锈钢、陶瓷等）制成，不易积垢，易于清洁，并以明显标识标明其用途。

（4）应设置存放消毒后餐用具的专用保洁设施，标识明显，易于清洁，与食品、清洁工具等存放设施能够明显区分，防止餐用具受到污染。

（四）个人卫生设施和卫生间

1. 洗手设施

（1）食品处理区应设置足够数量的洗手设施，就餐区宜设置洗手设施。洗手设施附近应配备洗手用品和干手设施等。

（2）洗手池应不透水，不易积垢、易清洁。

（3）水龙头宜采用脚踏式、肘动式、感应式等非手触动式开关，宜设置热水器，提供温水。专间、专用操作区水龙头应采用非手动式。

（4）洗手设施附近配备洗手液（皂）、消毒液、擦手纸、干手器等。从业人员专用洗手设施附近应有洗手方法标识。

（5）洗手设施的排水应设有防止逆流、防止有害生物侵入及臭味产生的装置。

2. 卫生间

（1）卫生间不得设置在食品处理区内。卫生间出入口不应直对食品处理区，不宜直对就餐区。卫生间与外界直接相通的门能自动关闭。

（2）设置独立的排风装置，有照明；与外界直接相通的窗户设有易拆洗、不易生锈的防蝇纱网；墙壁、地面等的材料不吸水、不易积垢、易清洁；应设置冲水式便池，配备便刷。

（3）应在出口附近设置洗手设施，洗手设施符合要求。

（4）排污管道与食品处理区排水管道分设，且设置有防臭气水封。排污口位于餐饮服务场所外。

（五）更衣区

（1）与食品处理区处于同一建筑物内，宜为独立隔间且位于食品处理区入口处。鼓励有条件的餐饮服务提供者设置独立的更衣间。

（2）设有足够大的更衣空间、足够数量的更衣设施（如更衣柜、挂钩、衣架等）。

（3）更衣区设置洗手设施的，应当符合相应要求。

（六）照明设施

（1）食品处理区应有充足的自然采光或人工照明设施，工作面的光照强度不得低于220勒，光源不得改变食品的感官颜色。其他场所的［光］照度不宜低于110勒。

（2）安装在暴露食品正上方的照明灯应有防护装置，避免照明灯爆裂后污染食品。

（3）冷冻（藏）库应使用防爆灯。

（七）通风排烟设施

（1）食品处理区（冷冻库、冷藏库除外）和就餐区应保持空气流通。专间应设置独立的空调设施。应定期清洁消毒空调及通风设施。

（2）产生油烟的设备上方，设置机械排风及油烟过滤装置，过滤器便于清洁、更换。

（3）产生大量蒸汽的设备上方、工序上方应设置机械排风排气装置，并做好凝结水的引泄。

（4）排气口应设有易清洗、耐腐蚀且不小于16目的防虫筛网。

（八）库房及冷冻（藏）设施

（1）根据食品贮存条件，设置相应的食品库房或存放场所，必要时设置冷冻库、冷藏库。

（2）冷冻柜、冷藏柜有明显的区分标识。冷冻、冷藏柜（库）设有可正确显示内部温度的温度计，宜设置外显式温度计。

（3）库房应设有通风、防潮及防止有害生物侵入的装置。

（4）同一库房内贮存原料、半成品、成品、包装材料的，应分设存放区域并显著标示，分离或分隔存放，防止交叉污染，不同区域有明显的区分标识。

（5）库房内应设置足够数量的存放架，其结构及位置能使贮存的食品和物品离墙离地，距离地面应在10厘米以上，距离墙壁宜在10厘米以上。

（6）清洁剂、消毒剂、杀虫剂、醇基燃料等物质的贮存设施应有醒目标识，并应与食品、食品添加剂、包装材料等分开存放或者分隔放置。

（7）应设专柜（位）贮存食品添加剂，标注“食品添加剂”字样，并与食品、食品相关产品等分开存放。

（九）加工制作设备设施

（1）根据加工制作食品的需要，配备相应的设施、设备、容器、工具等。不得将加工制作食品的设施、设备、容器、工具用于与加工制作食品无关的用途。

（2）设备的摆放位置，应便于操作、清洁、维护和减少交叉污染。固定安装的设备设施应安装牢固，与地面、墙壁无缝隙，或保留足够的清洁、维护空间。

（3）设备、容器和工具与食品的接触面应平滑、无凹陷或裂缝，内部角落避免有尖角，便于清洁，防止聚积食品碎屑、污垢等。

第二节
人员管理

一、从业人员日常健康管理

从业人员直接接触食品，其健康和卫生直接影响食品的安全。从业人员在加工、贮存、运输、烹调、销售直到食用前的各个环节中，都可能使有害物质进入动植物体内或直接进入食物，造成食品污染。从业人员有可能通过身体疾病污染、化妆品污染、首饰污染、伤口污染、不当操作等方式污染食品。

（一）从业基本要求

《中华人民共和国食品安全法》中提到："食品生产经营者应当建立并执行从业人员健康管理制度。患有国务院卫生行政部门规定的有碍食品安全疾病的人员，不得从事接触直接入口食品的工作。"凡是接触直接入口食品工作的从业人员，包括新参加工作的人员，必须取得健康合格证明后方可上岗。食品安全管理人员和餐饮服务提供者负责人要对从业人员健康状况进行监督和检查。连续从事食品加工和服务的人员每年必须进行健康检查。

餐饮服务单位应每天进行晨检工作，详细填写从业人员晨检登记表，如有发热、腹泻、皮肤伤口或感染、咽部炎症等有碍食品安全病症的，应立即调离工作岗位，待查明原因、排除有碍食品安全的病症或治愈后，方可重新上岗。

（二）员工健康档案

企业相关部门负责保管员工健康证明，并建立员工健康档案，记录员工个人信息、岗位、健康证明办理的年限、最近一次体检时间、到期日期等信息，每天上岗前填写从业人员健康状况检查记录。

二、从业人员个人卫生管理

餐饮服务从业人员每天都与饭菜、酒水、餐具、设备、用具接触，直接关系着食品的卫生与安全，因此，要养成良好的个人卫生习惯。

（一）基本要求

上岗前应首先自检，如有发热、腹泻、皮肤伤口或感染、咽部炎症等有碍食品安全病症的，需要主动报告。

穿戴清洁的工作衣、帽（专间操作人员还应戴手套、口罩），头发不外露，不涂指甲油，不佩戴饰物；应勤洗手、勤剪指甲、勤理发、勤换洗工作衣帽；个人衣物及私人物品不得带入食品处理区；工作前、处理食品原料后或接触直接入口食品之前应按规范清洗、消毒双手；要严格遵守操作规程，不面对食品打喷嚏、咳嗽及做其他影响食品安全的行为；不直接抓取直接入口食品或用加工工具直接尝味；不在食品处理区内吸烟、吃东西、随地吐痰。

（二）专间人员要求

食品厨房专间应做到专人负责、专室制作、工具专用、洗手消毒专用和冷藏专用。由于厨房专间制作的食品为直接入口食品，极易受到污染，因此加强厨房专间的卫生管理极为重要。

厨房专间食品应当由专人加工制作，非厨房专间工作人员不得擅自进入厨房专间，厨房专间内禁止存放与厨房专间无关的一切物品。个人衣物及私人物品不得带入食品处理区。厨房专间操作人员应在预进间二次更衣，穿戴洁净的衣、帽、口罩，严格执行规范操作。触摸未经清洗消毒的食品外包装袋等食用品、工用具后，必须严格洗手、消毒，或更换清洁手套后，方能接触成品，避免交叉污染。

厨房专间操作人员进入厨房专间前应更换洁净的工作衣帽，工作时应戴口罩，头发应梳理整齐并置于帽内，严禁将工作衣帽穿出厨房专间。

操作前必须先用消毒水揩洗台面、砧板、刀具、容器、抹布等。厨房专间操作人员在操作时应适时消毒双手，每次操作前应再次消毒双手。操作人员在操作过程中，应经常注意刀、砧板、抹布和手的清洗消毒。加工一段时间或做好一种食物后，应刮去砧板上的污物，并将抹布在消毒液中清洗消毒后再继续加工切配。

厨房专间操作人员应在操作工作结束后，清洗干净刀、砧板，并把砧板竖起，两面通风，防止发霉，还应洗净烘干抹布，其他工具洗净擦干后放在食品橱柜或抽斗内。并清理厨房专间卫生，做到工作台无油渍、污渍，地面卫生清洁。

工作服（包括衣、帽、口罩）应以浅色为宜，勤洗勤换。接触直接入口食品的操作人员的工作服应每天更换。厨房专间工作服宜从颜色或式样上予以区分。作业人员在进入食品作业区前重新更换工作服，经处理后，才能进入食品作业区域。离开作业区时如上卫生间等要脱掉工作服。

（三）关于佩戴口罩和手套的要求

原则上接触直接入口食品的从业人员，建议都佩戴清洁的口罩。专间的从业人员必须佩戴清洁的口罩。

在专用操作区进行现榨果蔬汁的加工制作、果蔬拼盘加工制作、加工制作植物性冷食类食品（不含非发酵豆制品），对预包装食品进行拆封、装盘、调味等简单加工制作后即供应的，调制供消费者直接食用的调味料、备餐和专用操作区内从事其他加工制作工作的从业人员，都需要佩戴清洁的口罩。

手套应清洁、无破损，符合食品安全要求，存放在清洁卫生的位置，避免受到污染，佩戴手套前应对手部进行清洗消毒，使用过程中，应定时更换，加工制作不同存在形式的食品前、清理环境卫生后、接触化学物品或不洁物品（落地的食品、受到污染的工具容器和设备、餐厨废弃物、钱币、手机等）后或咳嗽、打喷嚏及擤鼻涕后需要重新洗手消毒后更换手套。

（四）培养优秀职业素养

优秀的职业素养是个人内在品质。餐饮从业人员要增强职业道德观念，培养为消费者提供优质服务的情怀，杜绝以下不雅行为：在食品处理区吃东西、吸烟、挖鼻孔、掏耳朵、剔牙、对着食品打喷嚏或大声说话、直接用手拿食物试味、将尝过味的饭菜再倒回锅里、掉到地上的筷子直接放回餐桌等。餐饮从业人员一定要将三个词深深印在脑海，即“避免交叉污染”“分离”和“分隔”。

第三节 餐饮流程管理

一、餐厅营业准备

（一）食品经营许可

从事餐饮服务需要取得食品经营许可证（食品摊贩等的具体管理办法由省、自治区、直辖市制定)，食品经营许可证可向食品安全监督管理部门(市场监管部门)申请。食品经营许可的申请条件、程序等可参阅本教材“第九章第一节 餐饮服务单位许可”及《食品经营许可和备案管理办法》。

(二)消防

1. 餐饮企业建设工程消防设计审核或备案

餐饮企业自建项目需进行相关的设计、建设和施工审查或备案。依据《建设工程消防设计审查验收管理暂行规定》(住房和城乡建设部51号令)，总建筑面积大于10000平方米的宾馆或饭店、大于1000平方米的食堂、大于500平方米的具有娱乐功能的餐馆、茶馆、咖啡厅属于特殊建设工程，未经消防设计审查或者审查不合格的，建设单位、施工单位不得施工。特殊建设工程竣工验收后，建设单位应当向消防设计审查验收主管部门申请消防验收，未经消防验收或者消防验收不合格的，禁止投入使用。

其他建设工程(特殊建设工程外)的建设实行备案抽查制度，经依法抽查不合格的，应当停止使用。

2. 消防安全检查

依据《中华人民共和国消防法》，宾馆、饭店、会堂等均属于公众聚集场所。公众聚集场所未经消防安全检查或者经检查不符合消防安全要求的，不得擅自投入使用、营业。公众聚集场所投入使用、营业前消防安全检查实行告知承诺管理。公众聚集场所在投入使用、营业前，建设单位或者使用单位应当向场所所在地县级以上地方人民政府消防救援机构申请消防安全检查，作出场所符合消防技术标准和管理规定的承诺，提交规定的材料，并对其承诺和材料的真实性负责。消防救援机构对申请人提交的材料进行审查，申请材料齐全、符合法定形式的，予以许可。

(三)环境保护

1. 建设项目环境影响报告表审批、备案

餐饮企业自建项目还需符合相关环境保护要求。依据《中华人民共和国环境保护法》《建设项目环境保护管理条例》《生态环境部建设项目环境影响报告书(表)审批程序规定》和《建设项目环境影响评价分类管理名录》，建设单位需要向生态环境部门提交环境影响报告表和进行备案。

生态环境保护部统一布设建设项目环境影响登记表网上备案系统(以下简称网上备案系统)。省级环境保护主管部门在本行政区域内组织应用网上备案系统，通过提供地址链接的方式，向县级环境保护主管部门分配网上备案系统使用权限。依据《建设项目

环境影响登记表备案管理办法》，建设单位应当在建设项目建成并投入生产运营前，登录网上备案系统，在网上备案系统注册真实信息，在线填报并提交建设项目环境影响登记表。

2. 排放污染物许可

依据《中华人民共和国环境保护法》《中华人民共和国水污染防治法》《城镇排水与污水处理条例》《固定污染源排污许可分类管理名录》和《排污许可管理条例》，餐饮企业完成建设项目环境影响登记备案和落实废水和油烟治理设施后，还需办理排放污染物许可。申请取得排污许可证，可以通过全国排污许可证管理信息平台提交排污许可证申请表，也可以通过信函等方式提交。

3. 城镇污水排入排水管网许可

依据《中华人民共和国行政许可法》《城镇排水与污水处理条例》和《城镇污水排入排水管网许可管理办法》，凡是向公共排水管网及其附属设施排放污水的单位和个体经营者都需要办理城镇污水排入排水管网许可。排水户向所在地城镇排水主管部门申请领取排水许可证。

目前我国部分地区已经实现“建设项目环境影响评价审批”“排污许可”与“城镇污水排入排水管网许可”合并办理。餐饮建设和运营方可根据当地的实际情况进行相关许可的办理。

（四）营业执照

营业执照是市场监管部门发给工商企业、个体经营者的准许从事某项生产经营活动的凭证，是企业或组织合法经营权的凭证，其格式由国家市场监督管理总局统一规定。

（五）涉税事项办理

根据“多证合一”登记制度改革的精神，新设立登记的餐饮企业在领取由市场监督管理部门核发的加载法人和其他组织统一社会信用代码的营业执照后，无需再次进行税务登记，不再领取税务登记证。

新办企业具备生产经营条件，发生生产经营相关业务后，应到经营地税务机关按相关规定办理涉税事项，主要包括：税务登记信息确认、实名认证和办税授权关系绑定、将企业开立的全部存款账户账号向主管税务机关书面报告，财务、会计制度或者财务、会计处理办法等信息报主管税务机关备案，签订《委托银行（金融机构）划缴税款三方协议》、申领发票（按纳税人需要）、增值税一般纳税人资格登记（按纳税人需要）和购装税控设备（按纳税人需要）。

（六）户外平面宣传审批

依据《广告管理条例》《城市市容和环境卫生管理条例》，设置大型户外广告及在城市建筑物、设施上悬挂或张贴宣传品需要进行审批，企业可向所在地城市管理部门，提出书面申请，并填写《户外广告牌匾设置审批表》，经登记、发证后进行户外平面宣传的投放。

（七）合格的员工及相关管理制度

员工是企业生存和发展的基础，员工的素质与活力则成为企业发展的根本动力。企业的发展需要有一支训练有素、具有较强执行力的员工队伍，同时，在企业发展过程中，要不断发展、提高员工素质，调动员工的积极性、主动性。只有这样，企业才能在竞争中发展壮大。

管理制度是企业规范运作的保障。餐饮管理是一项专业性很强的工作，必须保持组织内部的专业分工明确、职责范围清楚。各级管理人员和职工要接受一定的专业训练，具有一定的专业水平和能力，制定相关的管理制度。

《中华人民共和国食品安全法》中明确要求食品生产经营应当配备专职或者兼职的食品安全专业技术人员、食品安全管理人员和保证食品安全的规章制度，从事接触直接入口食品工作的食品生产经营人员应当每年进行健康检查，取得健康证明后方可上岗工作。《餐饮服务单位食品安全管理人员培训管理办法》则要求食品管理人员进行相应的培训和学习。

（八）正常使用的设施设备

设施设备是餐饮企业经营的必不可少的物质前提条件。开业前既需保证设施和设备的正常使用，也要保证设施设备符合相关法律法规，特别是要符合我国食品安全的相关要求。餐饮企业需具有与经营的食品品种、数量相适应的场所、设施、设备，且布局合理，定期维护食品加工、贮存等设施、设备；定期清洗、校验保温设施及冷藏、冷冻设施。相关要求可参阅《中华人民共和国食品安全法》《食品安全国家标准 餐饮服务通用卫生规范》《餐饮服务食品安全操作规范》和《餐饮服务食品安全监督检查操作指南》等。

二、原料采购与运输

餐饮食品原料指供加工制作食品所用的一切可食用或者饮用的物质，包括原料类食品（如大米）、半成品（如速冻食品）以及加工品，也包括食品添加剂等。

餐饮食品原料采购关键风险点主要是两个方面，一方面是购进不符合食品安全标准的食品，另一方面是餐饮食品原料在运输、贮存过程中发生质量变化。

（一）选择合格供应商

1. 证照齐全，票证完整

采购食品应依据国家相关规定查验供货者的许可证和食品合格证明文件，并建立合格供应商档案，确保选择的供货者具有相关合法资质，应当索取、留存有供货方盖章（或签字）的购物凭证。购物凭证应当包括供货方名称、产品名称、产品数量、送货或购买日期等内容。

2. 名单管理，定期检查

鼓励建立固定的供货渠道，与固定供货者签订供货协议，明确各自的食品安全责任和义务。

特定餐饮服务提供者应建立供货者评价和退出机制，对供货者的食品安全状况等进行评价，将符合食品安全管理要求的列入供货者名录，及时更换不符合要求的供货者。鼓励其他餐饮服务提供者建立供货者评价和退出机制。特定餐饮服务提供者应自行或委托第三方机构定期对供货者食品安全状况进行现场评价。

3. 构建标准，合同管理

餐饮服务提供者长期或大量使用的原料应尽可能地建立商品采购标准并确定固定的供应商，应当与供应商签订包括保证食品安全、规格等内容的采购供应合同。

（二）不采购违禁原料

国家禁止经营的食品原辅料含有严重危害健康的有害因素，因此不得采购和出售。

1. 对人体有潜在危害或地方食品安全监管部门禁止的食品原料

包括应当检验、检疫而未检验、检疫的食品或者检验、检疫不合格的食品；各种变质、被污染或感官异常，或经营、运输卫生条件差的食品；掺杂、使假、以假充真、以次充好的食品；过期、失效、变质的食品；死的黄鳝、甲鱼、乌龟、河蟹等及用于添加到食品中的非食用物质；地方食品安全监管部门禁止的食品原料。

2. 野生动物

不采购珍贵、濒危的陆生、水生野生动物和有重要生态、科学、社会价值的陆生野生动物或使用国家或者地方重点保护野生动物及其产品制作食品。

3. 药品

生产经营的食品中不得添加药品，但是可以添加按照传统既是食品又是中药材的物质。按照传统既是食品又是中药材的物质目录由国务院卫生行政部门会同国务院食品安全监督管理部门制定、公布。在采购药食同源原料时一定要查询《按照传统既是食品又是中药材的物质目录》，有使用要求的，在后期使用中一定要按要求使用。

（三）运输

运输中既要按食品要求的温度和湿度条件运输，同时也要特别防范交叉污染。运输前，对运输车辆或容器进行清洁，防止食品受到污染；运输过程中，做好防尘、防水，食品与非食品、不同类型的食品原料（动物性食品、植物性食品、水产品，下同）应分隔，食品包装完整、清洁，防止食品受到污染；运输食品的温度、湿度应符合相关食品安全要求；不得将食品与有毒有害物品混装运输，运输食品和运输有毒有害物品的车辆不得混用。

三、食品查验及库房管理

（一）进货查验

（1）对采购的包装食品必须按照法律法规和食品安全标准来进行食品感官或标签检查。

（2）查验货物是否为国家法律法规所禁止销售的食品。

（3）查验供货商的许可证、营业执照和食品合格的证明文件。

（4）进口食品一定要有食品的合法证明，并及时进行消毒处理后，方可进入库房。

（5）查验期间，尽可能减少食品的温度变化。冷藏食品表面温度与标签标识的温度要求不得超过+3℃，冷冻食品表面温度不宜高于–9℃。

（6）对于有原料采购企业内部标准或者验收说明的，需要在收货过程中对照企业内部标准或原料验收说明检查是否有遗漏项。

（二）索证索票管理

1. 索证

进货时向厂家或供货商索取有效期内的许可证、营业执照和食品合格的证明文件。并且及时更新，确保供货商证件在有效期内进行供货。严格执行索证制度，不符合要求的食品拒绝入库。

（1）从食品生产者处采购食品的，查验其食品生产许可证和产品合格证明文件等；采购食品添加剂、食品相关产品的，查验其营业执照和产品合格证明文件等。

（2）从食品销售者（商场、超市、便利店等）处采购食品的，查验其食品经营许可证等；采购食品添加剂、食品相关产品的，查验其营业执照等。

（3）从食用农产品个体生产者处直接采购食用农产品的，查验其有效身份证明。

（4）从食用农产品生产企业和农民专业合作经济组织处采购食用农产品的，查验其社会信用代码和产品合格证明文件。

（5）从集中交易市场采购食用农产品的，索取并留存市场管理部门或经营者加盖公章（或负责人签字）的购货凭证。

（6）采购畜禽肉类的，还应查验动物产品检疫合格证明；采购猪肉的，还应查验肉品品质检验合格证明。

（7）实行统一配送经营方式的，可由企业总部统一查验供货者的相关资质证明及产品合格证明文件，留存每笔购物或送货凭证。各门店能及时查询、获取相关证明文件复印件或凭证。

（8）采购食品、食品添加剂、食品相关产品的，应留存每笔购物或送货凭证。

2. 索票

进货时要索取带有名称、数量、价格、产品批号、保质期、供货者及联系方式、进货日期等内容的票据，同时也可以索要发票。

3. 票据公示

索证索票完成后，把票据在固定且醒目的地方进行公示，方便消费者查看或者有关部门进行检查。

（三）库房自查管理

（1）库房保管员应了解食品安全相关法规和食品安全基本知识及感官鉴别常识。

（2）每日入库的物品，做到心中有数，应查验食品与购物凭证是否相符。

（3）每日检查库存，做到先进先出的原则，减少食品损坏或变质滋生细菌。

（4）定期检查食品的生产日期、保质期，确保食品在安全期内使用。

（5）定期排查库房防潮、防鼠疫的情况，并做好排查记录。

（6）定期进行消毒灭菌处理，减少细菌滋生或者食材交叉污染。

（四）进出库房台账管理

（1）建立货物进出库房的台账管理，所有数据如实记录，严禁弄虚作假。

（2）进库货物必须记录名称、数量、价格、产品批号、保质期、规格、负责人姓名及联系方式。

（3）领取货物必须有包含名称、数量、规格、领取人姓名和负责领导签字、领料日期等信息的领料单据。

（4）进出货物票据、数据要如实记录，禁止作假，装订成册保存2年及以上，以备食品安全检查。

（5）进货查验记录和相关凭证的保存期限不得少于产品保质期满后6个月；没有明确保质期的，保存期限不得少于2年。其他各项记录保存期限宜为2年。

（五）食品储存日常管理

（1）根据储存需要，添置货架、冷藏保鲜柜、冷冻冰箱、保鲜盒、干制架等设施设备。

（2）库房禁止存放有毒有害物品（如洗涤剂、纯碱、消毒水等），不得存放保健品、药物等物品。私人物品、非食品、有毒有害、有强烈异味物品、农药、化肥、亚硝酸盐，严禁存放在食品库内。

（3）添加防虫、防蝇、防霉、防鼠疫的设施设备，并且进行定期检查，确保设施设备能够正常运行。

（4）做好通风工作，必要时安装机械通风设备，务必保持空气流通，干燥洁净明亮，防止发霉。防霉的主要措施是控制贮存环境的湿度低于70%，温度在10℃以下可防止霉菌的繁殖和产霉，货架、容器保持清洁，并避免阳光直晒食品，容器应防尘。

（5）每天完成卫生打扫，确保卫生洁净，定期进行消毒工作。

（6）食品贮藏做到各类食品分架存放，隔墙离地10厘米以上，如图6-1所示，包装食品按类别、品种上架堆放，挂牌注明食品质量及进货日期（或保质期）。

（7）库房管理人员应经常检查食品质量，散装易腐食品勤翻、勤晒，储存容器加盖密闭，发现变质、有异味、污秽不洁、发霉、生虫或超过保质期的食品要立即处理，不得继续贮存。仓库物品要分类存放，干湿分开，避免受潮。物品单独包装存放，不要混合存放，防止交叉污染或串味。

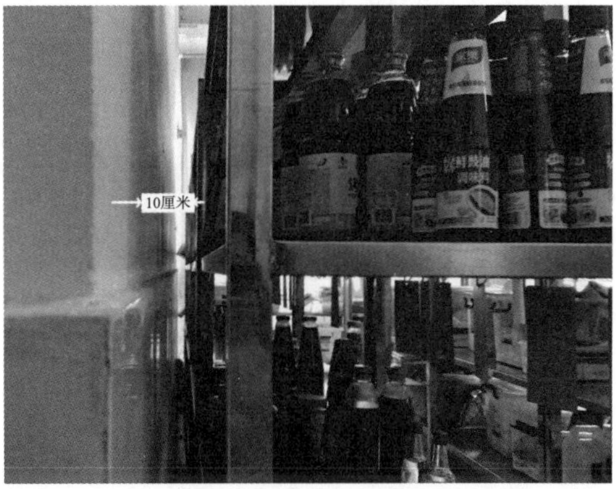

图6-1　库房货架摆放

四、后厨加工管理

（一）环境管理

1. 厨房环境清洁

（1）经常保持厨房内外的环境卫生，注意通风换气，及时清扫污物垃圾。

（2）厨房家具、炊具、餐具要经常清洗、消毒，摆放整齐。

（3）各种调料、鲜菜、鲜肉要妥善存放，防止串味变质和交叉污染。

2. 餐具的清洁

（1）洗涤的顺序　先洗不带油的餐具后洗带油的餐具；先洗小件餐具后洗大件餐具，先洗碗筷后洗锅盆。餐具上的油污使用洗涤剂清洗往往很难洗净，可用去污粉反复擦洗。

（2）餐具的消毒方法　一般采用烫、煮、漂、蒸。煮沸消毒是家庭理想的消毒方法：先把洗净的餐具放入开水锅中煮，煮沸时间约10分钟，可消灭一般的细菌。

（3）餐具的摆放　餐具的摆放应分门别类：碗与碗放在一起，同类型的餐具按照大小及形状顺序放好，以免磕碰。

（4）炊具的清洁　铁制炊具容易生锈，用完应马上放在水龙头下，用竹帚刷洗。如果铁锅有腥味，可在锅中加水放些菜叶，一般煮开倒掉冲净即可除去腥味。

3. 设施设备的清洁

（1）刀用完后应用干净的布擦拭干净，放在干燥、安全处，以免伤人；如果长期不用，表面应涂上一层黄油。

（2）菜板最好用木质的，使用完毕应刮净，以防止滋生霉菌，并且定期进行消毒灭菌处理。

（3）机械设备用完及时清洗，重点清洗死角位置，防止食材在里面腐烂、变质。

（4）设施设备安排专人负责，并且定期进行设备保养及维护。

（5）冰箱要每天进行整理，定时除霜，确保食品安全。

4. 去除油污

厨房的油污很难清理，下面介绍几种方法。

（1）在拖布上倒一点醋再拖地，就可以去掉地面的油污。

（2）在水泥地面上的油污很难去除干净，将干草木灰用水调成糊状，然后均匀铺在地面过夜，再用清水反复冲洗，水泥地面便可以焕然一新。

（3）用烧过的蜂窝煤煤灰掺上洗衣粉刷地面，也很容易去掉地面上的油污。

（4）液化气灶具上很容易沾上油污，用碱水洗容易洗掉油漆；用清水洗又洗不干净。可用黏稠的米汤涂在灶具上，待米汤干后一起除去。此外，用较稀的米汤、面汤直接洗，或用墨鱼骨擦洗，效果也不错。

（5）玻璃上的油污用纸或抹布很难擦干净，可先用碱性去污粉擦拭，然后用氢氧化钠或稀氨水溶液涂在玻璃上，过半小时再用布擦拭，玻璃就会变干净。

5. 减少油烟

据专家验证，厨房油烟与炒菜时油的温度有直接的关系：当油加热超过200℃时，生成油烟的主要成分为丙烯醛，它具有强烈的辛辣味，对鼻、眼、咽喉黏膜有较强的刺激性，可引起鼻炎、咽喉炎、气管炎等呼吸道疾病；当油烧到“吐火”时，油温超过300℃，这时除了产生丙烯醛外，还会产生凝聚体，导致慢性中毒，容易诱发呼吸和消化系统癌症。

6. 防害处理

（1）厨房设施设备一定要做好隔墙、离地处理，防止发霉受潮滋生虫害。

（2）厨房门窗需安装防虫帘，或者防虫网，能够最大程度地减少各种昆虫的进入。

（3）厨房必须安装灭蝇灯、消毒灯等，能够大范围地进行消毒、灭蝇的处理，从而保证食品安全。

（4）定期进行安全检查和消毒处理，经常通风换气，只有先保证安全干净的环境，食品安全才有保障。

（二）原料加工

即将进行加工的原料依然可能存在风险，加工不当也可能污染食品，因此，需要在原料的加工中注意以下事项。

1. 加工前的再次检查

加工前应认真检查食品原料，发现有超过保质期、腐败变质迹象或者其他感官性状异常的应废弃，不得加工和使用，必须单独标识、存放和记录处理。

2. 清洗及解冻

清洗水池均按用途进行醒目标记，分别标示“动物性食品”“植物性食品”“水产品”“洗手”，与其他水池能够明显区分。彻底清洗各种食品原料，尤其是可能携带有大量泥沙、致病微生物、寄生虫及寄生虫卵的果蔬类、禽肉类等食品原料，并去除不可食用部分。使用禽蛋前，应清洗禽蛋的外壳，必要时消毒外壳。

冷冻（藏）食品出库后，应及时加工制作。冷冻食品原料不宜反复解冻、冷冻。冷冻的食品原料必须完全解冻，建议采用冷藏解冻、流水解冻或微波解冻等安全方式，流水解冻时要控制流水解冻的水温和时间，记录解冻温度、时间和解冻人员以便追溯，不宜使用常温解冻法，有必要的可以对需要解冻的原料进行分割，加快解冻时间。尽可能降低高危易腐食品原料在常温下的存放时间，食品原料的表面温度不宜超过8℃，加工后立即使用或冷藏。

3. 加工过程避免交叉污染

原料的加工过程要避免交叉污染：用于食品原料、半成品、成品的工用具和容器以材质、形状或标识（如颜色、文字）进行区分，分开存放；切配好的半成品应避免受到污染，与原料分开存放，并应根据性质分类存放；所有用于盛装食品的容器均不得直接放置于地面；生熟食品的加工工具及容器应分开使用并有明显标识；加工的抹布在使用过程中应经常清洗，用后应及时洗净晾干，可将各区域使用的抹布采用不同颜色区分，分开存放、消毒备用；定期清理运出垃圾，防止苍蝇等有害生物滋生，保持加工间（区域）及周边环境清洁卫生。

（三）烹饪加工

1. 温度和时间

热加工的食品，烹饪温度和时间是影响食品质量和安全的决定性因素。需要烧熟煮透的食品，加工制作时食品的中心温度应达到70℃以上。对特殊加工制作工艺，中心温度低于70℃的食品，餐饮服务提供者应严格控制原料质量安全状态，确保经过特殊加工制作工艺制作成品的食品安全。鼓励餐饮服务提供者在售卖时按照《餐饮服务食品安全操作规范》相关要求进行消费提示。

油炸（油温不宜超过190℃）、烧烤食品时，既需保证食品炸熟烤透，但也不提倡过度高温。

2. 交叉污染

不同类型的食品原料、不同存在形式的食品（原料、半成品、成品，下同）分开存放，其盛放容器和加工制作工具分类管理、分开使用，定位存放；接触食品的容器和工具不得直接放置在地面上或者接触不洁物；食品处理区内不得从事可能污染食品的活动，比如抽烟等；不得在辅助区（如卫生间、更衣区等）内加工制作食品、清洗消毒餐饮具；餐饮服务场所内不得饲养和宰杀禽、畜等动物；各类工具和容器应有明显的区分标识，可使用颜色、材料、形状、文字等方式进行区分；工具、容器和设备，宜使用不锈钢材料，不宜使用木质材料。

3. 用量控制

不管主料还是辅料，乃至食品添加剂，合理的用量都是食品质量甚至安全控制的需要，建议企业制定相关菜品的质量标准。

使用食品添加剂的，应在技术上确有必要，并在达到预期效果的前提下尽可能降低使用量。添加剂的使用需要严格按照《食品安全国家标准 食品添加剂使用标准》规定的食品添加剂品种、使用范围、使用量使用；专柜（位）存放食品添加剂，并标注“食品添加剂”字样；使用容器盛放拆包后的食品添加剂的，应在盛放容器上标明食品添加剂名称，并保留原包装；专册记录使用的食品添加剂名称、生产日期或批号、添加的食品品种、添加量、添加时间、操作人员等信息。

4. 留样及贮藏

学校（含托幼机构）食堂、养老机构食堂、医疗机构食堂、中央厨房、集体用餐配送单位、建筑工地食堂（供餐人数超过100人）和餐饮服务提供者（集体聚餐人数超过100人或为重大活动供餐），每餐次的食品成品应留样。其他餐饮服务提供者宜根据供餐对象、供餐人数、食品品种、食品安全控制能力和有关规定，进行食品成品留样。

应将留样食品按照品种分别盛放于清洗消毒后的专用密闭容器内，在专用冷藏设备中冷藏存放48小时以上。每个品种的留样量应能满足检验检测需要，且不少于125克；在盛放留样食品的容器上应标注留样食品名称、留样时间（月、日、时），或者标注与留样记录相对应的标识；专人管理留样食品、记录留样情况，记录内容包括留样食品名称、留样时间（月、日、时）、留样人员等。

需要短时间贮藏的，食品烧熟后2小时，中心温度保持在60℃以上（热藏）的，其食用时限为烧熟后4小时；烧熟后高危易腐食品，要将食品的中心温度降至8℃并冷藏保存的，其食用时限为烧熟后24小时。高危易腐食品冷却时，可采用将食品切成小块、搅拌、冷水浴等措施或者使用专用速冷设备，使食品的中心温度在2小时内从60℃降至21℃，再经2小时或更短时间降至8℃。

食品贮藏中，若食品感官性状发生变化，应当废弃，不应再食用。高危易腐食品熟制后，在8～60℃条件下存放2小时以上且未发生感官性状变化的，食用前应进行再加热。食品再加热时，食品的中心温度应达到70℃以上。

（四）冷菜、生食、现榨果汁和现磨谷物类饮品制作

冷菜、生食和蛋糕裱花属于直接入口食品，一旦被污染，就很容易引起食源性疾病。因而控制冷菜和生食加工岗位关键风险点至关重要。随着现代食品工业的发展，建议多采用工厂化预包装的冷菜和生食产品，以规避可能的食品安全风险。企业自行现场制作冷菜或生食的需要在专间内进行，现榨果汁和现磨谷物类饮品也可以在专用操作区进行。专间和专用操作区的要求可以参考《餐饮服务食品安全操作规范》及《食品安全国家标准 餐饮服务通用卫生规范》。

1. 专间的基本要求

（1）专间内温度不得高于25℃。

（2）每餐（或每次）使用专间前，应对专间空气进行消毒。消毒方法应遵循消毒设施使用说明书要求。使用紫外线灯消毒的，应在无人加工制作时开启紫外线灯30分钟以上并做好记录。

（3）由专人加工制作的，非专间加工制作人员不得擅自进入专间。进入专间前，加工制作人员应更换专用的工作衣帽并佩戴口罩。加工制作人员在加工制作前应严格清洗消毒手部，加工制作过程中适时清洗消毒手部。

（4）应使用专用的工具、容器、设备，使用前用专用清洗消毒设施进行清洗消毒并保持清洁。

（5）及时关闭专间的门和食品传递窗口。

（6）蔬菜、水果、生食的海产品等食品原料应清洗处理干净后，方可传递进专间。预包装食品和一次性餐饮具应去除外层包装并保证最小包装清洁后，方可传递进专间。

（7）在专用冷冻或冷藏设备中存放食品时，宜将食品放置在密闭容器内或使用保鲜膜等进行无污染覆盖。

（8）加工制作生食海产品，应在专间外剔除海产品的非食用部分，并将其洗净后，方可传递进专间。加工制作时，应避免海产品可食用部分受到污染。加工制作后，应将海产品放置在密闭容器内冷藏保存，或放置在食用冰中保存并用保鲜膜分隔。放置在食用冰中保存的，加工制作后至食用前的间隔时间不得超过1小时。

（9）加工制作裱花蛋糕，裱浆和经清洗消毒的新鲜水果应当天加工制作、当天使用。蛋糕坯应存放在专用冷冻或冷藏设备中。打发好的奶油应尽快使用完毕。

（10）加工制作好的成品宜当餐供应。

（11）不得在专间内从事非清洁操作区的加工制作活动。

2. 专用操作区要求

（1）由专人加工制作。加工制作人员应穿戴专用的工作衣帽并佩戴口罩。加工制作人员在加工制作前应严格清洗消毒手部，加工制作过程中适时清洗消毒手部。

（2）应使用专用的工具、容器、设备，使用前进行消毒，使用后洗净并保持清洁。

（3）在专用冷冻或冷藏设备中存放食品时，宜将食品放置在密闭容器内或使用保鲜膜等进行无污染覆盖。

（4）加工制作的水果、蔬菜等，应清洗干净后方可使用。

（5）加工制作好的成品应当餐供应。

（6）现调、冲泡、分装饮品可不在专用操作区内进行加工。

（7）不得在专用操作区内从事非专用操作区的加工制作活动。

五、酒吧服务

酒吧的食品安全风险主要可能来自以下几方面：交叉污染、不合格原料、违规使用添加剂等。

（一）环境

酒吧需要有预防有害生物污染食品的措施；台面、地面无水渍、牙签、纸巾、果皮等杂物，保持清洁；沙发、吧凳、台面无污渍及瑕疵，沙发无果壳等污物；空气保持清洁无异味。

（二）调酒

（1）酒杯、量器、容器、搅拌机、摇酒器、挤汁水器、水果刀等调酒的用具必须清洁，配酒前要按要求充分进行消毒，并用清洁干布将器皿擦拭干净。

（2）酒中加入的食用冰应清洁卫生，保持新鲜。冻冰所使用的水，必须符合《生活饮用水卫生标准》。

（3）使用的新鲜水果要洗涤和消毒。切好片后待用的水果应及时置于冰箱内冷藏备用。

（4）使用的苏打水、奎宁水和姜水、苦精等配料应是有资质厂家生产的合格产品。

（5）使用彩色冰所用的色素，应符合《食品安全国家标准 食品添加剂使用标准》的规定。

（6）配制酒时要使用量器，按规定配方调配，不要随意添加酒和其他配料，特别是添加剂。

（7）配制鸡尾酒使用的蛋清必须取自新鲜蛋，且取蛋清前鲜蛋应先清洗消毒。

（8）配好的鸡尾酒应立即滤入干净杯内待饮用，不要在杯内存放时间过长。

（三）酒会服务

酒会形式有设座和不设座两种。由于客人们在酒会期间可在会场自由来去，随意走动，自由取用食品等，存在交叉污染的可能性比较高，所以要加强酒会的食品安全管理。一般需要注意以下事项。

（1）大型酒会举行前可以用一长条桌把备餐和调酒区隔开，长桌一侧是工作人员开酒、调酒和摆小吃的活动区，服务人员可在长桌另一侧为客人们提供取酒、食物等服务，从而一定程度上降低客人对酒具的污染。

（2）调酒师和服务人员要注意个人具备健康证，衣着整洁、无污物和异味，佩戴工作帽。

（3）调制酒所用配料合格且使用符合规范、需要清洗消毒的按要求清洗消毒。

（4）应做好酒具的洗涤与消毒，服务人员给各人斟酒应用托盘，不随意用手抓酒杯。

（5）酒会小吃应新鲜，符合安全要求，不使用陈旧、有异味及其他不良滋味的食品。小吃应有防蝇、防尘和防人为污染措施。小吃放入干净托盘后送给客人。

（6）放置食品的桌子配备牙签及其他卫生用品，桌面整洁无杂物。

（7）酒会结束后及时完成清洁工作，防止环境滋生病菌。

六、堂食服务

（一）供餐

餐饮服务提供的食品大多数是现场制作，现场消费，部分可能经过贮藏或来自预制菜。经过贮存的菜品一定要符合贮存条件。供餐需按《餐饮服务食品安全操作规范》，供餐需要注意以下事项。

（1）分派菜肴、整理造型的工具使用前应清洗消毒。

（2）加工制作围边、盘花等的材料应符合食品安全要求，使用前应清洗消毒。

（3）在烹饪后至食用前需要较长时间（超过2小时）存放的高危易腐食品，应在高于60℃或低于8℃的条件下存放。在8～60℃条件下存放超过2小时，且未发生感官性状变化的，应按《餐饮服务食品安全操作规范》要求再加热后方可供餐。

（4）宜按照标签标注的温度等条件，供应预包装食品。食品的温度不得超过标签标注的温度+3℃。

（5）供餐过程中，应对食品采取有效防护措施，避免食品受到污染。使用传递设施（如升降笼、食梯、滑道等）的，应保持传递设施清洁。

（6）供餐过程中，应使用清洁的托盘等工具，避免从业人员的手部直接接触食品（预包装食品除外）。

（二）堂食环境

1. 无尘

餐厅的各个设施和场地必须要做到干净无灰尘、无痕、无污斑。窗框、工作台、桌椅做到无灰尘和污斑，地板无碎屑及污渍，墙面无污痕和破损等。

2. 标准化

前厅设施设备必须标准化，桌椅板凳必须有规格有标准地进行摆放。工作人员仪容仪表标准化，标准的仪容仪表才能保证食品安全；卫生打扫标准化，每天卫生打扫要有固定的标准。

3. 设施设备

一个好的餐厅一定配备有完善的设施，要保障食品卫生安全，前厅必须设施设备完善化。例如：前厅必须配备消毒柜，安装灭蝇灯、挡鼠板、防虫帘，在通道及卫生间还要有免洗洗手液、消毒液等设施设备。

4. 空气

清新的环境很有利于保证食品安全，能够杜绝交叉污染或病毒感染，所以餐厅必须保证空气流通，室内绿植也采用味道清淡或无异味的为佳，餐厅香薰味道不宜过重，保证餐厅的清新环境。

5. 定期、定时维护

定期地进行厅面作业，食品卫生安全才能有保障。设施设备定期检查维修，餐厅定期定时地进行消毒，工作人员定期开展食品安全培训，定期检查工作人员健康证件，这些都是定期化的重要且必需的内容。

（三）人员服务过程

（1）餐厅服务员养成良好的卫生习惯，不化浓妆，不当客人面做不雅动作，比如挖耳朵、打喷嚏、打哈欠等，勤洗手（遇到可能导致交叉污染的情况重新洗手）。

（2）分派菜肴、整理造型的工具使用前应清洗消毒。

（3）加工制作围边、盘花等的材料应符合食品安全要求，使用前应清洗消毒，建议使用可食用装饰。

（4）供餐过程中，应对食品采取有效防护措施，避免食品受到污染。使用传递设施（如升降笼、食梯、滑道等）的，应保持传递设施清洁。

（5）供餐过程中，应使用清洁的托盘等工具，避免从业人员的手部直接接触食品（预包装食品除外）。

（6）垫纸、垫布、餐具托、口布等与餐饮具直接接触的物品应一客一换。撤换下的物品，应及时清洗消毒（一次性用品除外）。

（7）消费者就餐时，就餐区应避免从事引起扬尘的活动（如扫地、施工等）。

（8）换纸巾、一次餐具等物品时应该遵守食品安全规范，杜绝沾唾液等不良行为。

（9）建议提供公勺公筷。

七、外卖和网络餐饮服务

（一）配送与外卖

外卖和配送的食品安全可以概括为两方面：①防止交叉污染；②按要求温度和时间送至顾客。

1. 防止交叉污染

送餐人员应保持个人卫生；不得将食品与有毒有害物品混装配送；使用专用的密闭容器和车辆配送食品，容器的内部结构应便于清洁，定期消毒；配送前，应清洁运输车辆的车厢和配送容器，盛放成品的容器还应经过消毒；配送过程中，食品与非食品、不同存在形式的食品应使用容器或独立包装等分隔，盛放容器和包装应严密，防止食品受到污染。

中央厨房配送的食品应有包装或使用密闭容器盛放，且容器材料应符合食品安全国家标准或有关规定；包装或容器上应标注中央厨房的名称、地址、许可证号、联系方式，以及食品名称、加工制作时间、保存条件、保存期限、加工制作要求等。

中央厨房和集体用餐配送单位的食品冷却、分装等应在专间内进行。集体用餐配送单位食品应使用密闭容器盛放且容器材料应符合食品安全国家标准或有关规定。

2. 食品的温度和配送时间应符合食品安全要求

中央厨房配送的食品需要有保存条件和期限；集体用餐配送单位配送的食品容器上应标注食用时限和食用方法，从烧熟至食用的间隔时间为2小时，食品的中心温度保持在60℃以上（热藏）的，其食用时限为烧熟后4小时；高危易腐食品应采用冷冻（藏）方式配送，按要求烧熟后冷却，将食品的中心温度降至8℃并冷藏保存，其食用时限为烧熟后24小时；供餐前应将食品的中心温度加热至70℃以上。

（二）网络餐饮服务

从事网络餐饮服务需严格遵守《网络餐饮服务食品安全监督管理办法》《餐饮服务食品安全操作规范》《食品安全国家标准 餐饮服务通用卫生规范》和《餐饮服务食品安全监督检查操作指南》。

1. 网络餐饮服务第三方平台提供者

（1）备案　网络餐饮服务第三方平台提供者在通信主管部门批准后30个工作日内，向所在地省级食品安全监管部门备案；平台设立从事网络餐饮服务分支机构的，应当在设立后30个工作日内，向所在地县级食品安全监管部门备案。

（2）平台管理制度、机构和人员　平台应当建立并执行入网餐饮服务提供者审查登记、违法行为制止及报告、严重违法停止平台服务、食品安全事故处置、消费者投诉举报处理等制度，并公开相关制度和投诉举报方式；平台应当妥善保存入网餐饮服务提供者的登记信息和交易信息；平台应当设置专门的食品安全管理机构，配备专职食品安全管理人员；平台应当每年对食品安全管理人员进行培训和考核，记录保存期限不得少于2年。

（3）平台对入网餐饮服务提供者的审查　平台应当对入网餐饮服务提供者的食品经营许可证进行审查，并登记其名称、地址、法定代表人或者负责人及联系方式等信息；平台应当与入网餐饮服务提供者签订入网协议，明确双方食品安全管理责任。

（4）平台信息公示　平台和入网餐饮服务提供者应当在餐饮服务经营活动主页面公示餐饮服务提供者的名称、地址、食品经营许可证，公示信息应当真实。

（5）平台对入网餐饮服务提供者违法行为自查和处置　平台应当对入网餐饮服务提供者的经营行为进行抽查和监测；平台发现入网餐饮服务提供者存在违法行为，应当及时制止并立即报告食品安全监管部门；发现无证、假证、套证、超范围经营等违法行为的，应当立即停止平台相关服务。

（6）数据保存和交易信息记录　平台和自建网站餐饮服务提供者应当如实记录网络订餐的订单信息，包括食品的名称、下单时间、送餐人员、送达时间以及收货地址，信息保存时间不得少于6个月。

（7）送餐人员培训和管理　餐饮服务提供者、网络餐饮服务第三方平台提供者应当加强对送餐人员的食品安全培训和管理，记录保存期限不得少于2年。

2. 自建网站餐饮服务提供者

（1）备案　自建网站餐饮服务提供者应当在通信主管部门备案后30个工作日内，向所在地县级食品安全监管部门备案。

（2）平台信息公示　入网餐饮服务提供者应在网上公示菜品名称和主要原料名称，公示信息应当真实。

（3）数据保存和交易信息记录　自建网站餐饮服务提供者应当如实记录网络订餐的订单信息，包括食品的名称、下单时间、送餐人员、送达时间以及收货地址，信息保存时间不得少于6个月。

（4）能否委托加工　若不能，则不得将订单委托其他食品经营者加工制作。

（5）送餐人员培训和管理　餐饮服务提供者、网络餐饮服务第三方平台提供者应当加强对送餐人员的食品安全培训和管理。培训记录保存期限不得少于2年。

3. 网络餐饮外卖配送

贮存或运输对温度、湿度等有特殊要求的食品，应当具备保温、冷藏或者冷冻等设备设施，并保持有效运行；配送食品的车辆与运输杀虫剂、杀鼠剂等有毒有害物品的车辆不得混用；配送高危易腐食品的，存放食品的车厢或配送箱（包）应具有保温、冷藏或热藏功能；存放食品的车厢或配送箱（包）应清洁；配送容器应专用、密闭，能够防止灰尘、雨水等污染，如加盖的食品周转箱、保温箱等；配送容器内部结构应便于清洁，如容器内部采用圆弧结构，避免死角，以便于清洁；配送前，盛放食品成品的容器（一次性的除外）应当清洁、消毒；车厢和配送箱（包）内应当无杀虫剂、杀鼠剂、燃料等有毒有害物质；同一车厢或外卖箱（包）配送的食品与非食品（如洗涤剂、消毒剂、食品包装材料等物品）、不同存在形式的食品应分别存放于不同容器中，或进行独立包装，盛放容器和包装应严密；运输食品的温度和湿度应符合食品安全相关要求；送餐人员应当保持个人卫生，穿着清洁工作服。

八、餐用具清洗消毒与保洁

（一）餐用具清洗消毒

（1）餐用具使用后应及时洗净，餐饮具、盛放或接触直接入口食品的容器和工具使用前应消毒。

（2）优先采用物理方法消毒，因材料、大小等原因无法采用的除外。清洗消毒方法可参照《餐饮服务食品安全操作规范》的附录“推荐的餐用具清洗消毒方法”。

（3）定期检查餐用具消毒设备或设施的运行状态，确保正常运转，按要求使用。采用化学方法消毒的，需按相关说明进行，保证消毒液有效浓度并按要求使用。

（4）从业人员佩戴手套清洗消毒餐用具的，接触消毒后的餐用具前应更换手套。手套宜用颜色区分。

（5）消毒后的餐饮具、盛放或接触直接入口食品的容器和工具，应符合《食品安全国家标准 消毒餐（饮）具》的规定。

（6）宜沥干、烘干清洗消毒后的餐用具。使用抹布擦干的，抹布应专用，并经清洗消毒后方可使用。

（7）不重复使用一次性餐饮具。

（二）餐用具保洁

（1）消毒后的餐饮具、盛放或接触直接入口食品的容器和工具，应定位存放在专用的密闭保洁设施内，保持清洁。

（2）保洁设施应正常运转，有明显的区分标识。

（3）定期清洁保洁设施，防止清洗消毒后的餐用具受到污染。

（三）洗涤剂消毒剂

（1）使用的洗涤剂、消毒剂应分别符合《食品安全国家标准 洗涤剂》和《食品安全国家标准 消毒剂》等食品安全国家标准和有关规定。

（2）严格按照洗涤剂、消毒剂的使用说明进行操作。

九、废弃物管理

（一）废弃物存放容器与设施

（1）食品处理区内可能产生废弃物的区域，应设置废弃物存放容器。废弃物存放容器与食品加工制作容器应有明显的区分标识。

（2）废弃物存放容器应配有盖子，防止有害生物侵入、不良气味或污水溢出，防止污染食品、水源、地面、食品接触面（包括接触食品的工作台面、工具、容器、包装材料等）。废弃物存放容器的内壁光滑，易于清洁。

（3）在餐饮服务场所外适宜地点，宜设置结构密闭的废弃物临时集中存放设施。

（二）废弃物处置

（1）餐厨废弃物应分类放置、及时清理，不得溢出存放容器。餐厨废弃物的存放容器应及时清洁，必要时进行消毒。

（2）应索取并留存餐厨废弃物收运者的资质证明复印件（需加盖收运者公章或由收运者签字），并与其签订收运合同，明确各自的食品安全责任和义务。

（3）应建立餐厨废弃物处置台账，详细记录餐厨废弃物的处置时间、种类、数量、收运者等信息。

十、有害生物防治

有效的有害生物的防治是保证食品安全的必备条件。有害生物的防治可以企业自行处理，也可以在保证基本的设施条件下交由第三方公司负责管理，不管是不是自己进行有害生物防治，食品生产经营方是食品安全的第一负责人。按《餐饮服务食品安全操作规范》，有害生物的防治需要遵循以下要求。

（一）基本要求

（1）有害生物防治应遵循物理防治（粘鼠板、灭蝇灯等）优先、化学防治（滞留喷洒等）有条件使用的原则，保障食品安全和人身安全。

（2）餐饮服务场所的墙壁、地板无缝隙，天花板修葺完整。所有管道（供水、排水、供热、燃气、空调等）与外界或天花板连接处应封闭，所有管、线穿越而产生的孔洞，选用水泥、不锈钢隔板、钢丝封堵材料、防火泥等封堵，孔洞填充牢固，无缝隙。使用水封式地漏。

（3）所有线槽、配电箱（柜）封闭良好。

（4）人员、货物进出通道应设有防鼠板，门的缝隙应小于6毫米。

（二）设施设备的使用与维护

1. 灭蝇灯

（1）食品处理区、就餐区宜安装粘捕式灭蝇灯。使用电击式灭蝇灯的，灭蝇灯不得悬挂在食品加工制作或贮存区域的上方，防止电击后的害虫碎屑污染食品。

（2）应根据餐饮服务场所的布局、面积及灭蝇灯使用技术要求，确定灭蝇灯的安装位置和数量。

2. 鼠类诱捕设施

（1）餐饮服务场所内应使用粘鼠板、捕鼠笼、机械式捕鼠器等装置，不得使用杀鼠剂。

（2）餐饮服务场所外可使用抗干预型鼠饵站，鼠饵站和鼠饵必须固定安装。

3. 排水管道出水口

排水管道出水口安装的篦子宜使用金属材料制成，篦子缝隙间距或网眼应小于10毫米。

4. 通风口

与外界直接相通的通风口、换气窗外，应加装不小于16目的防虫筛网。

5. 防蝇帘及风幕机

（1）使用防蝇胶帘的，防蝇胶帘应覆盖整个门框，底部离地距离小于2厘米，相邻胶帘条的重叠部分不少于2厘米。

（2）使用风幕机的，风幕应完整覆盖出入通道。

（三）防治过程要求

（1）收取货物时，应检查运输工具和货物包装是否有有害生物活动迹象（如鼠粪、鼠咬痕等鼠迹，蟑尸、蟑粪、卵鞘等蟑迹），防止有害生物入侵。

（2）定期检查食品库房或食品贮存区域、固定设施设备背面及其他阴暗、潮湿区域是否存在有害生物活动迹象。发现有害生物，应尽快将其杀灭，并查找和消除其来源途径。

（3）防治过程中应采取有效措施，防止食品、食品接触面及包装材料等受到污染。

（4）卫生杀虫剂和杀鼠剂的管理如下。

①选择的卫生杀虫剂和杀鼠剂，应标签信息齐全（农药登记证、农药生产许可证、农药标准）并在有效期内。不得将不同的卫生杀虫剂制剂混配。

②鼓励使用低毒或微毒的卫生杀虫剂和杀鼠剂。

③使用卫生杀虫剂和杀鼠剂时应符合使用要求。

④使用卫生杀虫剂和杀鼠剂的人员应经过有害生物防治专业培训。

⑤应针对不同的作业环境，选择适宜的种类和剂型，并严格根据卫生杀虫剂和杀鼠剂的技术要求确定使用剂量和位置，设置警示标识。

⑥不得在食品处理区和就餐场所存放卫生杀虫剂和杀鼠剂产品。应设置单独、固定的卫生杀虫剂和杀鼠剂产品存放场所，存放场所具备防火防盗通风条件，由专人负责。

第四节 实训及作业

一、实训

每个同学编写一个厨房管理制度，分组讨论完善。要求：①编写内容要全面；②编写内容合理合法，具有实用性；③编写条款要有针对性，对员工要有规范性；④编写条款排序要合理，便于员工理解和记忆。

二、作业

1．试述不合理的建筑设计布局可能带来的具体食品安全风险。

2．画一个中餐热菜加工流程图，试述流程图上各岗位的食品安全责任。

第七章

餐饮企业食品安全应急预案

第一节
餐饮企业食品安全事故应急预案的制定

一、食品安全事故应急预案概述

应急预案是指针对突发公共事件事先制定的，用以明确事前、事发、事中、事后的各个进程中，谁来做、怎么做、何时做以及用什么资源来做的应急反应工作方案。

食品安全应急预案是应对食品安全突发事故的原则性方案，提供了处置突发安全事故的基本原则，是突发食品安全事故应急响应的操作指南。

餐饮企业单位应当制定食品安全事故应急预案，定期检查本单位各项食品安全防范措施的落实情况，及时排除食品安全事故隐患。餐饮企业制定食品安全应急预案，一方面可以衔接政府对食品安全管理的要求，另一方面也可以使企业遇到食品安全事故时有章可循。

二、餐饮企业食品安全事故应急预案制定

（一）编制依据

餐饮服务单位编制食品安全应急预案可依据《中华人民共和国突发事件应对法》《中华人民共和国食品安全法》《中华人民共和国农产品质量安全法》《中华人民共和国食品安全法实施条例》《突发公共卫生事件应急条例》《国家突发公共事件总体应急预案》《国家食品安全事故应急预案》及地方食品安全事故应急预案等制定。其中，《中华人民共和国食品安全法》《中华人民共和国食品安全法实施条例》《国家食品安全事故应急预案》和地方食品安全事故应急预案可以作为餐饮服务单位编制企业食品安全应急预案的核心依据。此外，编制餐饮服务单位食品安全事故应急预案还可以同时借鉴《食品安全国家标准 餐饮服务通用卫生规范》《餐饮服务食品安全操作规范》等标准或规章。

（二）注意事项

1. 衔接性

餐饮服务单位制定食品安全应急预案需要注意和政府法律法规、标准和部门规章等

强制性文件的衔接性。

相关强制文件可以分为两个层面收集和综合分析，确保企业制定的食品安全应急预案符合相关强制要求：国家及相关部委层面出台的强制性规范文件，比如《中华人民共和国食品安全法》《中华人民共和国食品安全法实施条例》《国家食品安全事故应急预案》《中华人民共和国突发事件应对法》《突发公共卫生事件应急条例》《国家突发公共卫生事件应急预案》《中华人民共和国传染病防治法》；地方（含省、自治区、市、区和县）出台的紧密相关要求，例如，河南省许昌市的企业制定食品安全应急预案既要查阅《河南省食品安全事故应急预案》，又要查阅《许昌市食品安全突发事件应急预案》《许昌市人民政府关于进一步加强食品安全工作的意见》，如果是市餐饮企业，则还要查阅《许昌市餐饮服务食品安全事故调查处置及应急管理办法》等。

关于企业制定食品安全事故应急预案具体参考哪些强制要求，既需要考虑到国家及部委的要求，又要考虑到地方的要求，具体参考的法律法规等规范性文件需要视具体情况搜集整理，但一般收集关于食品安全的、关于应急管理类的规范性文件即可。无论如何，企业制定的食品安全应急预案必须做好与政府要求的衔接。

2. 有效性

企业制定的食品安全应急预案需要具备快速响应、有效运转的特点，它既涉及人，又涉及财和物。因此，企业制定食品安全应急预案需要根据自身情况，编制本企业的食品安全事故应急预案，不能照搬硬套，更应防范形式主义。为了检验应急预案的有效性，企业还可以定期组织应急演练，使从业人员掌握应急处置相关程序，提高食品安全事故应对能力。

（三）国家食品安全事故应急预案的框架

《国家食品安全事故应急预案》主要包括七大部分。

1. 总则

主要包含编制目的、编制依据、事故分级、事故处置原则。

2. 组织机构及职责

主要包括应急机制启动、指挥部设置、指挥部职责、指挥部办公室职责、成员单位职责、工作组设置及职责（事故调查组、危害控制组、医疗救治组、检测评估组、维护稳定组、新闻宣传组、专家组、应急处置专业技术机构）。

3. 应急保障

主要包括信息保障、医疗保障、人员及技术保障、物资与经费保障、社会动员保障、宣教培训。

4. 监测预警、报告与评估

主要包括监测预警、事故报告（事故信息来源、报告主体和时限、报告内容）、事故评估。

5. 应急响应

主要包括分级响应、应急处置措施、检测分析评估、响应级别调整及终止。

6. 后期处置

主要包括善后处置、奖惩、总结。

7. 附则

主要包括预案管理与更新、演习演练、预案实施日期。

（四）餐饮服务单位食品安全事故应急预案参考框架

企业食品安全应急预案的制定需要查阅政府要求，同时结合企业自身情况进行制定，可以参阅政府部门相关应急预案的构架撰写，亦可根据自身情况拟定构架。

1. 总则（建议制定）

（1）编制目的（可省略）

阐明本企业编制企业食品安全应急预案的价值、作用、目标和期望结果等。

（2）依据（建议制定）

依据的法律法规、标准、部门规章、地方法规、地方规章等规范性文件。

（3）事故分级（建议制定）

通常根据食品安全事故的严重和紧急程度进行分级。企业对食品安全事故分级时可以依据地方食品安全应急预案进行，对于达不到地方“一般食品安全事故（Ⅳ级）”而涉及食品安全的事件，也可以企业内部分级，以便企业内部进行不同级别的响应和处理。

（4）事故处置原则（建议制定）

事故处置原则是行事所依据的准则，可以指导企业相关人员更好地进行决策和采取行动。

2. 组织机构及职责（建议制定）

食品安全事故应急组织一般需要包含指挥决策、沟通协调和工作实施等功能。根据企业规模和组织功能可以分成若干机构。比如可以设置指挥部（负责指挥和决策）、指挥部办公室（负责沟通协调工作及兼任应急保障工作，大型食品生产经营企业可设置，中小型可不设置）、工作组（负责具体工作的实施，大型食品生产经营企业工作组可以再细分成事故调查组、危害控制组、医疗救治组、新闻宣传组、专家组等，中小型食品生产经营企业无需划分）。

编制的组织机构要进行明确的职责描述，最终要对应到具体的负责人。特别是涉及按政府要求上报的，要明确相关负责人，在时限内进行食品安全事故的上报。

3. 响应条件和应急处置流程（建议制定）

食品生产经营企业应该建立有效的食品安全自查制度，定期对企业食品安全状况进行自查，排查食品安全隐患，及时分析、研判和处置。如果发生食品安全事故（事件），相关负责人需根据食品安全事故（事件）的危害程度和影响范围等因素，进行企业内部上报，经研判后确定响应级别和响应措施，按程序处理。

处置流程是企业食品安全应急预案的核心之一，需要根据政府要求和企业的具体情况确定合理的流程，以保证食品安全事故（事件）处理的合法和高效。对于不构成政府部门认定的食品安全事件，确定好企业内部的响应级别和流程，确保企业资源的使用效率。

4. 信息报告制度（建议制定）

企业应建立健全食品安全事故信息报告制度，明确报告的负责人、程序、内容及时限，强化责任意识，提高事故信息报告的时效性、规范性和准确性。

报告食品安全事故信息时，应包括信息来源、事故发生时间地点、当前状况、危害程度、先期处置措施等要素。根据事故发展情况可进行多次报告，报告信息主要包括事故进展、发展趋势、后续应对措施、调查详情、原因分析等要素。事故应急处置结束后，应进行信息汇总。汇总信息应包括事故概况、调查处置过程、事故性质、责任认定、追溯或处置结果、整改措施和效果评价等要素。

5. 食品安全奖惩制度（建议制定）

制定对在食品安全事故应对工作中作出突出贡献的部门和个人表彰和奖励制度；对在处置食品安全事故中玩忽职守、失职、渎职的，或迟报、漏报、瞒报、谎报食品安全事故重要情况信息的人员，制定追究、惩罚制度。

6. 总结评估（可选）

食品安全事故（事件）处置工作结束后，企业相关部门应系统总结，查明事故发生的经过和原因，对食品安全事故应急处置工作开展情况和效果进行评估，制定改进措施，对企业食品安全控制的薄弱环节进行改进。

正如在上文中提及的，企业制定食品安全应急预案没有固定的格式，既可参考政府部门制定的食品安全应急预案格式，又可以根据企业具体情况制定，但都要注意与政府要求的衔接性，又要考虑企业的具体情况和应急预案的有效性。

第二节 食品安全事故响应与处置原则

一、食品安全事故的分级及分级响应

（一）食品安全事故的分级

按《国家食品安全事故应急预案》，食品安全事故共分四级，即特别重大食品安全事故（Ⅰ级）、重大食品安全事故（Ⅱ级）、较大食品安全事故（Ⅲ级）和一般食品安全事故（Ⅳ级）。事故等级的评估核定，由卫生行政部门会同有关部门依照有关规定进行。

国务院有关食品安全监管部门、地方各级人民政府参照《国家食品安全事故应急预案》，制定本部门和地方食品安全事故应急预案。表7–1是昆明市食品安全事故的分级。

表 7–1 昆明市食品安全事故分级

事故分级	评估指标	
	一般判断依据（只要符合其中一条）	校园食品安全事故
特别重大	（1）受污染食品流入2个以上省份或国（境）外（含港澳台地区），造成特别严重健康损害后果的，或经评估认为事故危害特别严重的； （2）国务院认定的其他I级食品安全事故	造成伤害人数100人以上，且发生死亡病例
重大	（1）受污染食品流入2个以上州（市），造成或经评估可能造成对社会公众健康产生严重损害的食物中毒或食源性疾病的； （2）发现在我国首次出现的，新的污染物引起的食源性疾病，造成严重健康损害后果，并有扩散趋势的； （3）1起食物中毒事件中毒人数在100人以上，并出现死亡病例，或出现10人以上死亡的； （4）省级以上人民政府认定的其他Ⅱ级食品安全事故	造成伤害人数50人以上100人以下且无死亡病例，或伤害人数50人以下且出现死亡病例
较大	（1）受污染食品流入2个以上县（市、区），造成严重健康损害后果的； （2）1起食物中毒事件中毒人数在100人以上，或出现死亡病例的； （3）州（市）级以上人民政府认定的其他Ⅲ级食品安全事故	造成伤害人数30人以上50人以下，且无死亡病例

续表

事故分级	评估指标	
	一般判断依据（只要符合其中一条）	校园食品安全事故
一般	（1）存在损害健康的污染食品，已造成严重健康损害后果的； （2）1起食物中毒事件中毒人数在30人以上99人以下，且未出现死亡病例的； （3）县级以上人民政府认定的其他Ⅳ级食品安全事故	造成伤害人数在30人以下，且无死亡病例

注：昆明市校园食品安全事件调查处置根据《云南省校园食品安全事件亮牌督办实施细则（试行）》《云南省校园食品安全事故应急处置规范（试行）》等有关规定开展，其调查处置实行提级管理，事故定级按照《云南省重大食品安全事故应急预案》的规定确定事故等级。

（二）食品安全事故的分级响应

处置应对工作一般需遵循分级负责、属地管理为主的原则，事发地政府及市场监管部门初判事故级别、开展应急处置并及时向上一级政府及市场监管部门报告。

属地的食品安全事故响应按属地的食品安全事故应急预案进行，以昆明市为例。

（1）初步核实为Ⅰ级、Ⅱ级食品安全事故的，在国家、省Ⅰ级、Ⅱ级响应启动前，先启动Ⅲ级响应；国家、省Ⅰ级、Ⅱ级响应启动后，在国家、省食品安全事故应急指挥部的统一指挥下开展应急处置工作。

（2）核定为Ⅲ级食品安全事故的，由市应急指挥部组织实施。启动食品安全事故Ⅲ级响应期间，市应急指挥部成员单位在市应急指挥部的统一指挥与调度下，按照相应职责做好事故应急处置有关工作。事故发生地县级人民政府按照市应急指挥部的统一部署全力开展应急处置。

（3）核定为Ⅳ级食品安全事故的，由事故发生地县级人民政府启动相应级别响应，在县级应急指挥部的统一领导下，开展处置工作。

（4）超出本级应急处置能力或必要时，报请上级人民政府派出工作组指导、协助开展应急处置工作。

（5）食源性疾病中涉及传染病疫情的，按照《中华人民共和国传染病防治法》《国家突发公共卫生事件应急预案》和地方有关规定开展疫情防控和应急处置。

二、政府对食品安全事故处置原则

（1）以人为本，减少危害。把保障公众健康和生命安全作为应急处置的首要任务，最大限度地减少食品安全事故造成的人员伤亡和健康损害。

（2）统一领导，分级负责。按照“统一领导、综合协调、分类管理、分级负责、属地管理为主”的应急管理体制，建立快速反应、协同应对的食品安全事故应急机制。

（3）科学评估，依法处置。有效使用食品安全风险监测、评估和预警等科学手段；充分发挥专业队伍的作用，提高应对食品安全事故的水平和能力。

（4）居安思危，预防为主。坚持预防与应急相结合，常态与非常态相结合，做好应急准备，落实各项防范措施，防患于未然。建立健全日常管理制度，加强食品安全风险监测、评估和预警；加强宣教培训，增强公众自我防范和应对食品安全事故的意识和能力。

第三节 企业内部食品安全事故处理

一、食品安全事故单位的基本法律义务

食品安全事故，指食源性疾病、食品污染等源于食品，对人体健康有危害或者可能有危害的事故。 食品安全事故处理单位也应该遵循政府食品安全应急预案的原则。此外，在《中华人民共和国食品安全法》及其实施条例中对事故单位提出了明确要求。

（1）发生食品安全事故的单位应当对导致或者可能导致食品安全事故的食品及原料、工具、设备、设施等，立即采取封存等控制措施。

（2）任何单位和个人不得拒绝、阻挠疾病预防控制机构开展流行病学调查。有关部门应当对疾病预防控制机构开展流行病学调查予以协助。

（3）有发生食品安全事故潜在风险的，应当立即停止食品生产经营活动，并向所在地县级人民政府食品安全监督管理部门报告。

（4）发生食品安全事故的单位应当立即采取措施，防止事故扩大。事故单位和接收病人进行治疗的单位应当及时向事故发生地县级人民政府食品安全监督管理、卫生行政部门报告。

（5）任何单位和个人不得对食品安全事故隐瞒、谎报、缓报，不得隐匿、伪造、毁灭有关证据。

二、事故单位基本措施

造成食品安全事故的餐饮企业应立即启动企业制定的应急（处置）预案，采取以下相应措施。

（1）发现有食品安全事故潜在风险或发生食品安全事故的单位应当立即采取措施，防止事故扩大，及时向事故发生地县级人民政府食品安全监督管理、卫生行政部门报告。

（2）对导致或者可能导致食品安全事故的食品及原料、工具、设备、设施等，立即采取封存等控制措施。

（3）发现其经营的食品属于不安全食品或发生食品安全事故的单位，应立即停止生产经营，协助卫生机构救治病人。

（4）配合市场监督管理部门及卫生行政部门进行调查，按要求如实提供有关材料和食物留样。

（5）落实市场监督管理、卫生行政部门要求采取的其他措施，把事态控制在最小范围。

（6）企业内部调查、处理及食品安全管理制度改进。

以上内容应该写进单位食品安全应急（处置）预案中，一旦发生食品安全事故，员工可以按照方案有条不紊地处理。

三、食品安全事故内部调查

一旦发生食品安全事故，在完成政府规定的强制要求基础上，餐饮企业内部应该启动调查和改进程序。

（一）访谈相关人员

事故发生以后对相关人员进行盘查，访谈对象包括很多：食品生产经营单位的负责人、加工制作人员以及其他知情人士。访谈内容包括可疑食品的原材料和配方，包括食品的加工技术和实操工具都十分重要，在制造过程中如果出现停水停电等情况也要进行备案记录，从业人员在加工或是服务过程中出现发热、腹泻、皮肤感染等异常时也要及时进行调查记录。

（二）查阅相关记录

在进行调查的过程中，对原材料的进货记录、食材配方、生产加工流程图、厨房布局图等资料，包括生产加工环节的时间、温度都进行详细的查阅，对设施的维修、清洁、消毒记录和从业人员的出勤记录都进行相关资料的查阅，包括食品销售和分配记录等都要进行了解。

（三）现场勘查

在进行相关访谈和查阅以后，可进行全方面的绘图，在流程图中标注出可疑环节，明确危害环节和危害因素，对污染原因和传播途径进行初步分析，便于后续工作的开展。在现场勘察的时候，要进行相关采样，重点在于原材料、生产加工和成品存放等环节上，从中发现存在的问题，进行现场重点勘察。

（四）样本采集分析

一旦发生食品安全事故，样本的采集分析工作一般会由市场监管部门和卫生部门完成。为了预防食品安全事故的发生或者优化单位的食品生产经营工艺或进一步调查食品安全事故，餐饮服务单位也可以委托有资质的监测机构对样品进行采集和分析。根据病例的临床特征，对可疑致病因子顺藤摸瓜，在第一时间采集生物性样本，样本内容包含相关原料、半成品、成品及环境样本等。

四、食品安全事故报告分类及时限

（一）食品安全事故报告分类

政府的食品安全事故报告按事故进程一般可分为初步报告、进程报告和结案报告，按形式可以分为口头报告、书面报告和网络直报。企业内部的食品安全事故报告也可以借鉴政府食品安全事故报告的形式。

1. 口头报告

口头报告内容一般包括以下内容。

（1）事故发生大致时间、接报时间、到达现场时间。

（2）事故发生单位的名称、地址。

（3）目前发病人数、主要临床表现及病情严重程度。

（4）病人就诊或所处地点。

2. 网络直报

发生重大或特大食物中毒事故，首接食品安全监管部门会在初步调查核实后，填写相关信息表，并传真至同级疾病预防控制部门，由疾病预防控制部门进行网络直报。

3. 书面报告

书面报告是以书面的、比较正式的形式进行的报告。书面报告应当包括事故发生单位、时间、地点、危害程度、伤亡人数、事故报告单位信息（含报告时间、报告单位联系人员及联系方式）、已采取措施、事故简要经过等内容，并随时通报或者补报工作进展。

（二）食品安全事故报告时限

食品生产经营者发现其生产经营的食品造成或者可能造成公众健康损害的情况和信息，应当在2小时内向所在地县级卫生行政部门和负责本单位食品安全监管工作的有关部门报告。

发生可能与食品有关的急性群体性健康损害的单位，应当在2小时内向所在地县级卫生行政部门和有关监管部门报告。

其他报告时限需根据当地“食品应急预案”和“食品安全事故报告和调查处置办法”（如果已经出台），参照《食品召回管理办法》（2020修正），在限定时间内报告。

餐饮企业制定报告时限时，要参照各级政府部门要求，需要向政府上报的必须在上报时限内按要求上报，不需要向政府上报的需要规定内部上报时间，以便及时处理。

五、奖惩及工艺改进

根据应急预案和单位奖惩制度，对在处置食品安全事故中玩忽职守、失职、渎职的，或迟报、漏报、瞒报、谎报食品安全事故重要情况信息的人员，进行处罚，对作出突出贡献的部门和个人进行表彰和奖励。总结食品安全事故的经验教训，完善食品安全事故应急处置制度，改善工艺，降低食品安全风险，实现企业内部管理的闭环。

第四节 实训及作业

一、实训

以小组为单位，各制定一份餐饮企业内部的食品安全事故应急预案，讨论其合理性和完整程度，分组演练。

二、作业

1. 试述如果餐饮企业内部发生食品安全事故，餐饮企业应尽的法律义务有哪些？

2. 结合《中华人民共和国食品安全法》，如果顾客认为在餐厅吃坏肚子，向餐厅索赔1000元，试述餐厅应该如何合法合理处置。

第八章

餐饮企业不同经营形式的食品安全管理

第一节
经营业态与经营项目

一、经营业态

从《食品经营许可和备案管理办法》和《食品经营许可审查通则》可以看出，我国将食品经营主要分为食品销售经营者、餐饮服务经营者、集中用餐单位食堂三种业态。

食品经营者从事食品批发销售、中央厨房、集体用餐配送的，利用自动设备从事食品经营的，或者学校、托幼机构食堂，应当在主体业态后以括号标注。主体业态以主要经营项目确定，不可以复选。

二、经营项目

食品经营项目分为食品销售、餐饮服务、食品经营管理三类。在申请食品经营许可证时，食品经营项目可以复选。

（一）食品销售

食品销售包括散装食品销售、散装食品和预包装食品销售。

（二）餐饮服务

餐饮服务包括热食类食品制售、冷食类食品制售、生食类食品制售、半成品制售、自制饮品制售等，其中半成品制售仅限中央厨房可申请。

（三）食品经营管理

食品经营管理包括食品销售连锁管理、餐饮服务连锁管理、餐饮服务管理等。

食品经营者从事散装食品销售中的散装熟食销售、冷食类食品制售中的冷加工糕点制售和冷荤类食品制售应当在经营项目后以括号标注。具有热、冷、生、固态、液态等多种情形，难以明确归类的食品，可以按照食品安全风险等级最高的情形进行归类。国家市场监督管理总局可以根据监督管理工作需要对食品经营项目进行调整。

餐饮企业主要涉及热食类食品制售、冷食类食品制售、生食类食品制售、半成品制售、自制饮品制售，有些还会涉及食品销售。各经营项目简介如下。

（一）热食类食品制售

食品原料经粗加工、切配等步骤后经过蒸、煮、烹、煎、炒、烤、炸等烹调工艺制作，在一定热度状态下食用的即食食品，含火锅和烧烤等烹调方式加工而成的食品等。

（二）冷食类食品制售

已经经过加热冷却或无需加热，在常温或者低温状态下即可食用的食品，含熟食卤味、生食瓜果蔬菜、腌菜等。

（三）生食类食品制售

一般特指生食水产品。

（四）半成品制售

一般特指中央厨房通过热加工或者生制等方法制售的餐饮半成品。

（五）自制饮品制售

指经营者现场制作的各种饮料，含冰激凌等。

第二节 餐饮不同业态的食品安全控制

因为经营业态下又可以细分不同的经营项目，其安全控制点又各有差异，因此本部分在讨论经不同营业态的食品安全控制时主要集中在餐饮企业的共同和共性控制环节，在讨论餐饮不同经营项目的食品安全控制时主要针对特定经营项目的安全控制点进行讨论。与食品销售经营者不同，餐饮服务经营者与集中用餐单位食堂的制作环节是食品安全控制的重要部分，必须符合国家强制要求的安全控制。

一、原料

需符合安全要求。无论是采购还是在仓库贮藏后的使用，原料本身及储运等环节在使用时必须符合国家强制要求。

二、餐饮食品加工工艺与环境

餐饮食品加工环境指能直接与食品接触的容器、加工设备和工具、空气、员工等可能影响食品安全状况的因素。可以说，餐饮食品加工环境是加工过程安全的基础保证条件。要保证餐饮制品的安全，首先就要保证餐饮食品加工环境达到基本要求。这些基本要求首先是国家法律法规的强制要求，其次是技术层面的质量和卫生控制。餐饮食品加工过程的安全控制应该重点考虑以下一些要素。

（一）符合安全要求

加工的过程需要保证不加工违禁原料，满足国家强制要求（《中华人民共和国食品安全法》《中华人民共和国食品安全法实施条例》《食品安全国家标准 餐饮服务通用卫生规范》《餐饮服务食品安全操作规范》《食品安全国家标准 食品添加剂使用标准》等）。

（二）工艺流程稳定性

工艺流程的稳定性不仅直接影响餐饮制品安全的稳定性，还可以直接影响制品的生产效率和人力成本，也是有效实施安全监控的需要。

（三）设备安全可靠性

稳定的设备才能生产出稳定的产品，是大规模生产的需要，也是食品安全控制的需要。

（四）员工符合上岗技术要求

因为餐饮企业的生产以手工为主，人往往是餐饮企业食品安全异常的常见因素。

（五）监测环节的有效性

产品质量的波动有时候很难避免，监测同样是保障食品安全的必要环节。

三、供餐或配送与用餐

供餐、配送是餐饮制品消费前的最后食品安全控制环节，应该对制品进行最后的检查。

供餐和配送中应该做到工具清洁、人员操作规范，特别是严防交叉污染的发生，从而保障制品的安全与卫生。涉及配送的，建议制品采用密封形式，既可以减少交叉污染的可能，也可以减少一些配送人员的不规范行为。

四、其他说明

不同餐饮经营项目的食品安全控制技术具有一定的共性，概括而言，对于餐饮企业，除选择合格的原料外，最重要的是防止交叉污染，具体的食品安全控制措施可以参阅本教材“第六章　餐饮食品安全环境和岗位管理”。

第三节 不同经营项目的食品安全控制

食品经营项目分为食品销售（包括散装食品销售、散装食品和预包装食品销售）、餐饮服务（包括热食类食品制售、冷食类食品制售、生食类食品制售、半成品制售、自制饮品制售）、食品经营管理（包括食品销售连锁管理、餐饮服务连锁管理、餐饮服务管理等）。

餐饮企业主要涉及热食类食品制售、冷食类食品制售、生食类食品制售、半成品制售、自制饮品制售，有些还会涉及食品销售。

以下就餐饮企业主要涉及的不同经营项目的食品安全关键点进行总结和描述。这里需要指出的是，各不同经营项目关键点的控制是建立在已经符合基本要求基础之上的特定加工环节共性描述（非针对特定制品），这里假定原料、加工环境等已经符合基本要求。这里的描述有利于企业建立HACCP或QACCP，但相关描述不能等同于二者。

一、热食类食品制售

热食加工过程中要消除或减少食物中的生物性及化学性危害，必须控制加热的温度和时间，时间和温度往往是一对同时出现的参数，单纯控制温度或时间都可能难以完全去除食品中的危害，加工过程中应注意兼顾食物温度和时间对食品质量和安全的影响。

在食品的安全方面，一方面要求加工制作时食品的中心温度应达到70℃以上，但同时需要注意并不是温度越高、时间越长安全性越高。对于一些特定的食品加工工艺，比如煎炸、烤制等需要控制恰当的加工温度和加工时间才能最大程度上保证食品的安全。对于高危易腐食品需要冷却食用的，可采用将食品切成小块、搅拌、冷水浴等措施或者使用专用速冷设备，使食品的中心温度在2小时内从60℃降至21℃，再经2小时或更短时间降至8℃，其食用时限为烧熟后24小时。对于热藏（60℃以上）贮藏的食品，其食用时限为烧熟后4小时。

加热的温度和时间除了影响食物的安全外，还会影响食物的其他质量要素，比如口感、是否利于消化吸收等。因此，对于热食类食品而言，加工过程要特别注意温度和时间控制的“度”，即温度和时间都要恰当。另外，热食类食品的加工一般都具有特定的加工配方比例和工艺，为了达到应有的效果应该控制好配方比例和投料的顺序。

二、冷食类食品制售

冷菜和生食均属于直接入口食品，也是餐饮业风险较高的食品，一旦被污染，就很容易引起食源性疾病。对于冷菜，因为不再加热，交叉污染很容易给食品的安全和质量带来风险。

冷菜加工应该坚持专间、专人、专用设备、专用工具与专用容器。冷菜必须在厨房专间内切配，厨房专间室温应控制在25℃以下。

专间内加工制作人员应设专人，非操作人员不得擅自进入厨房专间。厨房专间操作人员经健康体检、培训合格，每日经晨检后方可上岗。厨房专间操作人员进入厨房专间时，应更换专用工作衣帽并佩戴口罩，操作前应严格进行双手清洗消毒，操作中需要重新洗手的要依据《餐饮服务食品安全操作规范》重新洗手。

厨房专间冰箱上应标示仅供冷菜存放，定期（一般每周不低于1次）消毒，冰箱内不放置食品原料、半成品和不洁物品。尽量缩短冷菜在常温下存放时间，最好当餐制作当餐食用。冷菜的加工制作一般应尽可能缩短加工时间，从加工到食用最好不要超过2小时。

配备厨房专间专用的刀、砧板、容器、抹布及其他工具。配备专用冷菜品种容器，在固定位置存放。厨房专间内专用工具、容器不接触非即食的食品。厨房专间内使用的设备、工具、容器用前应消毒，用后应洗净并保持清洁。

厨房专间每餐（或每次）使用专间前，应对专间空气进行消毒。消毒方法应遵循消毒设施使用说明书要求。使用紫外线灯消毒的，应在无人加工制作时开启紫外线灯30分钟以上并做好记录。厨房专间内设工具清洗消毒池和手部消毒设施。二次更衣室内不放置非即食食品、私人物品、清洁工具和杂物。专间内标示消毒频次和消毒液浓度要求，并进行记录。厨房专间洗手处标示应该洗手的情形，以及规范洗手的步骤和方法。

需要指出的是，按照我国《学校食品安全与营养健康管理规定》（中华人民共和国教育部、中华人民共和国国家市场监督管理总局、中华人民共和国国家卫生健康委员会令第45号）的要求，中小学、幼儿园食堂不得制售冷荤类食品、生食类食品、裱花蛋糕。因此，从事对中小学、幼儿园供餐的请不要制作该类食品。

三、生食类食品制售

生食类食品一般特指生食水产品。多为生食动物性水产品，是指以鲜、活、冷藏、冷冻的鱼类、甲壳类、贝类、头足类等水产品为原料，经洁净加工而未经腌制或熟制的直接食用的产品。

生食水产品的安全受到养殖环境、运输过程、加工操作等环节的影响。生食水产品易被肝吸虫、肺吸虫、囊虫、副溶血性弧菌、金黄色葡萄球菌等微生物或寄生虫污染，因而食用受污染生食水产品易发生食物中毒或食源性疾病。因此，从食品安全角度考虑，对于生食水产首要就是原料质量的控制，首先把好原料采购关，一定要从具有相关供应资质的渠道采购生食类食品原料并留存相关凭证，同时摒除一些地区的不良饮食习惯（比如食用淡水鱼生，其风险就相对比较高）。

生长于深海的生食海产品应单独暂养，不得与浅海海产品共用一套海水循环过滤系统，更不能与淡水水产品混养，以防海产品在宰杀前被污染。

生食的加工必须在专间内进行，专用加工间应具备独立空调设施、空气消毒设施和加工刀具、砧板等工具消毒存放设施，加工操作人员应戴口罩、手套进行加工操作，原料及工具需用过滤后的水清洗，加工用冰应为食用冰（关于专间的要求可以参考《餐饮服务食品安全操作规范》等文件）。蔬菜、水果、生食的海产品等食品原料应清洗处理干净后，才可以运送到专间里面。加工制作时，应避免海产品可食用部分受到污染。加工制作后，应将海产品放置在密闭容器内冷藏保存，或放置在食用冰中保存并用保鲜膜分隔。放置在食用冰中保存的，加工制作后至食用前的间隔时间不得超过1小时。

影响生食产品质量评价的要素除安全外还可包括刀工、盘饰与摆盘水平、佐料的调制等。

四、自制饮品制售

自制饮品主要包括现榨果蔬汁（指以新鲜水果、蔬菜为原料，经压榨、粉碎等方法现场加工制作的供消费者直接饮用的果蔬汁饮品，不包括采用浓浆、浓缩汁、果蔬粉调配而成的饮料）、现磨谷物类饮品（指以谷类、豆类等谷物为原料，经粉碎、研磨、煮制等方法现场加工制作的供消费者直接饮用的谷物饮品）、冰激凌等。

自制饮品和水果拼盘必须在专用加工场所或专间加工，且应与海产生食加工场所分开，专用场所应醒目标识用途及区域范围。

现榨果蔬汁所使用的蔬菜水果需在专用的清洗消毒水池清洗，蔬菜、水果应新鲜，清洗消毒后再加工。工作人员操作前应清洗、消毒手部，操作时佩戴口罩。用于饮料现榨及水果拼盘制作的设备、工具、容器应专用。每餐次使用前应消毒，用后应洗净并在专用保洁设施内存放。

现榨饮料应存放于加盖的容器中，当餐食用；现榨杂粮饮品应烧熟煮透后方可供应。用于制作现榨饮料、食用冰等食品的水，应为通过符合相关规定的净水设备处理后或煮沸冷却后的饮用水。

自制饮品质量控制要特别考虑原料的质量和加工过程中可能发生的交叉污染。此外，自制饮品也不能违规使用添加剂。

五、半成品制售

半成品类食品一般特指中央厨房通过热加工或者生制等方法制售的餐饮半成品。中央厨房食品冷却、分装等应在专间内进行，且有包装或使用密闭容器（材料符合国家食品安全标准有关规定）盛放。包装或容器上应标注中央厨房的名称、地址、许可证号、联系方式，以及食品名称、加工制作时间、保存条件、保存期限、加工制作要求等。配送过程，高危易腐食品应采用冷冻（藏）方式配送。

中央厨房应制定检验检测计划，定期对大宗食品原料、加工制作环境等自行或委托具有资质的第三方机构进行检验检测。

目前，国内“预制菜”方兴未艾，部分企业面临风味控制和贮藏的难题，要防止添加剂乱用的可能。添加剂的使用需符合我国相关要求。

六、其他食品制售

区域性销售食品、民族特色食品、地方特色食品等的制售除必须符合国家相关要求外，还需要特别注意相关地方性法规的要求。

制作面点的原料主要是大米、面粉、食用油、糖、蛋、肉类等，原料容易腐败变质，使用前应检查原料是否新鲜，是否霉变、长虫、酸败等，并对原料进行挑选，如发现感官异常则不能使用。发黄的米面不能加工使用，自然陈化的米面不能使用，否则面点不易加工成型，品质较差。糕点类食品制作过程中往往会涉及添加剂的应用，其中应用比较频繁的添加剂有防腐剂、膨松剂、色素、甜味剂、蛋糕油、起酥油、奶油和人造奶油等。小作坊容易出现添加剂滥用的现象。添加剂的使用需严格依据《食品安全国家标准 食品添加剂使用标准》规定的相关添加剂的使用范围和用量使用。如果生产预包装类的糕点还要严格依据《预包装食品标签通则》规范标签的使用。此外，需要注意以下事项：糕点制作的过程会用到易沾染沙门菌、霉菌、金黄色葡萄球菌等的蛋类，应严防交叉污染；使用烘焙包装用纸时，应考虑颜色可能在产品中的迁移，并控制有害物质的迁移量，不应使用含有荧光增白剂的烘烤纸；部分用于裱花的色素不能用于蛋糕坯的制作，在蛋糕制作中不应混淆；裱花糕点（主要指含奶油的甜点，如裱花蛋糕、提拉米苏、慕斯蛋糕、芝士蛋糕等）的制作应设厨房专间、专人、专用工具制作含奶油甜点，蛋液、蛋糕坯等均应在专用冰箱中冷藏，裱浆和经清洗消毒的新鲜水果应当天加工、当天使用、当晚废弃；不直接食用的裱花糕点宜冷藏存放，最好2小时内食用。糕点是容易进行标准化制作的食品，建立严格的配方是稳定质量的关键。在添加剂的使用中应遵从添加剂的使用原则，能降低用量的添加剂尽量少用。

需要注意的是，餐饮服务单位在实际经营过程中的经营项目不能超出许可申请批准的经营项目，如图8-1。

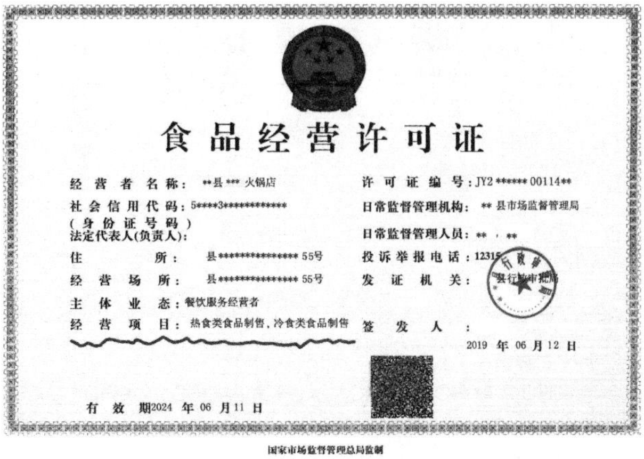

食品经营许可证

经营者名称：**县*** 火锅店
许可证编号：JY2 ****** 00114**
社会信用代码（身份证号码）：5****3************
日常监督管理机构：** 县市场监督管理局
法定代表人(负责人)：
日常监督管理人员：** ，**
住所：县*************** 55号
投诉举报电话：12315
经营场所：县*************** 55号
发证机关：
主体业态：餐饮服务经营者
经营项目：热食类食品制售，冷食类食品制售
签发人：
2019 年 06 月 12 日
有效期 2024 年 06 月 11 日

国家市场监督管理总局监制

图 8-1　食品经营许可证上的经营项目

第四节 实训及作业

一、实训

以小组为单位制定一份某凉菜（学生自选）的食品安全管理制度。

二、作业

1．试述餐饮经营业态和经营项目的区别。

2．结合查阅资料，描述油炸食品可能产生的危害。

第九章

餐饮食品安全监管与检验

第一节 餐饮服务单位许可

为规范食品、食品添加剂生产许可活动，加强食品生产经营监督管理，保障食品安全，根据《中华人民共和国行政许可法》《中华人民共和国食品安全法》《中华人民共和国食品安全法实施条例》《食品经营许可和备案管理办法》等法律规范，从事餐饮服务应当取得相关许可。

一、食品经营许可证

（一）餐饮服务单位食品经营许可

在中华人民共和国境内，从事食品销售和餐饮服务活动，应当依法取得食品经营许可。按《食品经营许可和备案管理办法》申请食品经营许可，应当按照食品经营主体业态和经营项目分类提出。

（二）食品经营许可申请需要具备的条件

申请食品经营许可，应当符合与其主体业态、经营项目相适应的食品安全要求，具备下列条件。

（1）具有与经营的食品品种、数量相适应的食品原料处理和食品加工、销售、贮存等场所，保持该场所环境整洁，并与有毒、有害场所以及其他污染源保持规定的距离。

（2）具有与经营的食品品种、数量相适应的经营设备或者设施，有相应的消毒、更衣、盥洗、采光、照明、通风、防腐、防尘、防蝇、防鼠、防虫、洗涤以及处理废水、存放垃圾和废弃物的设备或者设施。

（3）有专职或者兼职的食品安全总监、食品安全员等食品安全管理人员和保证食品安全的规章制度。

（4）具有合理的设备布局和工艺流程，防止待加工食品与直接入口食品、原料与成品交叉污染，避免食品接触有毒物、不洁物。

（5）食品安全相关法律法规规定的其他条件。

从事食品经营管理的，应当具备与其经营规模相适应的食品安全管理能力，建立健全食品安全管理制度，并按照规定配备食品安全管理人员，对其经营管理的食品安全负责。

二、食品经营许可实施的程序

（一）食品经营许可证的申请

申请食品经营许可，应当向申请人所在地县级以上地方市场监督管理部门提交下列材料。

（1）食品经营许可申请书。

（2）营业执照或者其他主体资格证明文件复印件。

（3）与食品经营相适应的主要设备设施、经营布局、操作流程等文件。

（4）食品安全自查、从业人员健康管理、进货查验记录、食品安全事故处置等保证食品安全的规章制度目录清单。

利用自动设备从事食品经营的，申请人应当提交每台设备的具体放置地点、食品经营许可证的展示方法、食品安全风险管控方案等材料。

营业执照或者其他主体资格证明文件能够实现网上核验的，申请人不需要提供营业执照或者其他主体资格证明文件复印件。从事食品经营管理的食品经营者，可以不提供主要设备设施、经营布局材料。仅从事食品销售类经营项目的不需要提供操作流程。

申请人委托代理人办理食品经营许可申请的，代理人应当提交授权委托书以及代理人的身份证明文件。

（二）申请的受理

申请人提出的许可申请，县级以上地方市场监督管理部门对申请人提出的食品经营许可申请，根据不同情况分别作出处理。

（1）申请事项依法不需要取得食品经营许可的，即时告知申请人不受理。

（2）申请事项依法不属于市场监督管理部门职权范围的，即时作出不予受理的决定，并告知申请人向有关行政机关申请。

（3）申请材料存在可以当场更正的错误的，允许申请人当场更正，由申请人在更正处签名或者盖章，注明更正日期。

（4）申请材料不齐全或者不符合法定形式的，当场或者自收到申请材料之日起5个工作日内一次告知申请人需要补正的全部内容和合理的补正期限。申请人无正当理由逾期不予补正的，视为放弃行政许可申请，市场监督管理部门不需要作出不予受理的决定。市场监督管理部门逾期未告知申请人补正的，自收到申请材料之日起即为受理。

（5）申请材料齐全、符合法定形式，或者申请人按照要求提交全部补正材料的，相关审批部门受理食品经营许可申请。

（三）审查与决定

县级以上地方市场监督管理部门对申请人提出的申请决定予以受理的，会出具受理通知书；当场作出许可决定并颁发许可证的，不出具受理通知书；决定不予受理的，会出具不予受理通知书，说明理由，并告知申请人依法享有申请行政复议或者提起行政诉讼的权利。市场监督管理部门对申请人提交的许可申请材料进行审查，需要对申请材料的实质内容进行核实的，进行现场核查。

除可以当场作出行政许可决定的外，县级以上地方市场监督管理部门自受理申请之日起10个工作日内作出是否准予行政许可的决定。因特殊原因需要延长期限的，经市场监督管理部门负责人批准，可以延长5个工作日，并将延长期限的理由告知申请人。鼓励有条件的地方市场监督管理部门优化许可工作流程，压减现场核查、许可决定等工作时限。

县级以上地方市场监督管理部门根据申请材料审查和现场核查等情况，对符合条件的，作出准予行政许可的决定，并自作出决定之日起5个工作日内向申请人颁发食品经营许可证；对不符合条件的，作出不予许可的决定，说明理由，并告知申请人依法享有申请行政复议或者提起行政诉讼的权利。

（四）食品经营许可证件后续管理

食品经营许可证分为正本、副本。正本、副本具有同等法律效力。食品经营许可证发证日期为许可决定作出的日期，有效期为五年。食品经营者应当在经营场所的显著位置悬挂、摆放纸质食品经营许可证正本或者展示其电子证书。利用自动设备从事食品经营的，应当在自动设备的显著位置展示食品经营者的联系方式、食品经营许可证复印件或者电子证书、备案编号。

1. 变更

食品经营许可证载明的事项发生变化的，食品经营者应当在变化后10个工作日内向原发证的市场监督管理部门申请变更食品经营许可。食品经营者地址迁移，不在原许可经营场所从事食品经营活动的，应当重新申请食品经营许可。

发生下列情形的，食品经营者应当在变化后10个工作日内向原发证的市场监督管理部门报告：①食品经营者的主要设备设施、经营布局、操作流程等发生较大变化，可能影响食品安全的；②从事网络经营情况发生变化的；③外设仓库（包括自有和租赁）地址发生变化的；④集体用餐配送单位向学校、托幼机构供餐情况发生变化的；⑤自动设备放置地点、数量发生变化的；⑥增加预包装食品销售的。

食品经营者的主要设备设施、经营布局、操作流程等发生较大变化，可能影响食品安全的或自动设备放置地点、数量发生变化的，县级以上地方市场监督管理部门在收到食品经营者的报告后30个工作日内对其实施监督检查，重点检查食品经营实际情况与报告内容是否相符、食品经营条件是否符合食品安全要求等。

食品经营者申请变更食品经营许可的，应当提交食品经营许可变更申请书，以及与变更食品经营许可事项有关的材料。食品经营者取得纸质食品经营许可证正本、副本的，应当同时提交。

2. 延续

食品经营者需要延续依法取得的食品经营许可有效期的，应当在该食品经营许可有效期届满前90个工作日至15个工作日期间，向原发证的市场监督管理部门提出申请。县级以上地方市场监督管理部门根据被许可人的延续申请，在该食品经营许可有效期届满前作出是否准予延续的决定。

在食品经营许可有效期届满前15个工作日内提出延续许可申请的，原食品经营许可有效期届满后，食品经营者应当暂停食品经营活动，原发证的市场监督管理部门作出准予延续的决定后，方可继续开展食品经营活动。

食品经营者申请延续食品经营许可的，应当提交食品经营许可延续申请书，以及与延续食品经营许可事项有关的其他材料。食品经营者取得纸质食品经营许可证正本、副本的，应当同时提交。

申请人的经营条件发生变化或者增加经营项目，可能影响食品安全的，市场监督管理部门会就变化情况进行现场核查。原发证的市场监督管理部门决定准予延续的，应当向申请人颁发新的食品经营许可证，许可证编号不变，有效期自作出延续许可决定之日起计算。

3. 补办

食品经营许可证遗失、损坏，应当向原发证的市场监督管理部门申请补办，并提交下列材料：食品经营许可证补办申请书；书面遗失声明或者受损坏的食品经营许可证。材料符合要求的，县级以上地方市场监督管理部门在受理后10个工作日内予以补发。因遗失、损坏补发的食品经营许可证，许可证编号不变，发证日期和有效期与原证书保持一致。

4. 注销

食品经营者申请注销食品经营许可的，应当向原发证的市场监督管理部门提交食品经营许可注销申请书，以及与注销食品经营许可有关的其他材料。食品经营者取得纸质食品经营许可证正本、副本的，应当同时提交。

有下列情形之一的，原发证的市场监督管理部门依法办理食品经营许可注销手续：

食品经营许可有效期届满未申请延续的；食品经营者主体资格依法终止的；食品经营许可依法被撤回、撤销或者食品经营许可证依法被吊销的；因不可抗力导致食品经营许可事项无法实施的；法律法规规定的应当注销食品经营许可的其他情形。

三、餐饮服务单位其他许可

宾馆、饭店、会堂等均属于公众聚集场所。公众聚集场所在投入使用、营业前，建设单位或者使用单位应当向场所所在地的县级以上地方人民政府消防救援机构申请消防安全检查，作出场所符合消防技术标准和管理规定的承诺，提交规定的材料，并对其承诺和材料的真实性负责。消防救援机构对申请人提交的材料进行审查，申请材料齐全、符合法定形式的，予以许可。

依据《中华人民共和国环境保护法》《中华人民共和国水污染防治法》《城镇排水与污水处理条例》《固定污染源排污许可分类管理名录》和《排污许可管理条例》，餐饮企业完成建设项目环境影响登记备案和落实废水和油烟治理设施后还需办理排放污染物许可。申请取得排污许可证，可以通过全国排污许可证管理信息平台提交排污许可证申请表，也可以通过信函等方式提交。

依据《中华人民共和国行政许可法》《城镇排水与污水处理条例》和《城镇污水排入排水管网许可管理办法》，凡是向公共排水管网及其附属设施排放污水的单位和个体经营者都需要办理“城镇污水排入排水管网许可”。排水户向所在地城镇排水主管部门申请领取排水许可证。

目前我国部分地区已经实现“建设项目环境影响评价审批”“排污许可”与“城镇污水排入排水管网许可”合并办理。餐饮建设和运营方可咨询当地相关部门，根据实际情况进行相关许可的办理。

第二节 餐饮服务食品安全监督检查

监督检查是食品安全监管部门监督食品生产经营者是否依法从事生产经营活动的基

本职责，是保障食品安全的重要手段，也是查处违法案件的重要环节，是一种积极主动应用风险管理的方法，将风险控制关口前移，及早识别发现潜在风险，及时控制排除风险，防控食源性疾病的发生。

一、监督检查主要方式

（一）风险分级管理

1. 食品生产经营的风险分级

国家市场监督管理总局负责制定食品经营企业风险分级管理制度，指导和检查全国食品生产经营企业风险分级管理工作。省级市场监督管理部门负责制定本省食品生产经营企业风险分级管理工作规范，结合本行政区域内实际情况，组织实施本省食品生产经营企业风险分级管理工作，对本省食品生产经营企业风险分级管理工作进行指导和检查。各市、县级市场监督管理部门负责开展本地区食品生产经营企业风险分级管理的具体工作。

结合食品生产经营企业风险特点，从生产经营食品类别、经营规模、消费对象等静态风险因素和生产经营条件保持、生产经营过程控制、管理制度的建立及运行等动态风险因素，确定食品生产经营者风险等级，并根据对食品生产经营者监督检查、监督抽检、投诉举报、案件查处、产品召回等监督管理记录实施动态调整。

食品生产经营者风险等级从低到高分为A级风险、B级风险、C级风险、D级风险四个等级。食品生产经营者风险等级的确定，采用评分方法进行，以百分制计算。其中，食品经营企业采用静态风险因素量化分值为40分，动态风险因素量化分值为60分；食品生产企业采用静态风险因素量化分值为40分，动态风险因素量化分值40分和通用信用风险量化分值为20分。分值越高，风险等级越高。风险分值之和为0～30（含）分的，为A级风险；风险分值之和为30～45（含）分的，为B级风险；风险分值之和为45～60（含）分的，为C级风险；风险分值之和为60分以上的，为D级风险。

2. 食品生产经营的分级监督管理

市场监督管理部门根据食品生产经营者风险等级划分结果，对较高风险生产经营者的监管优先于较低风险生产经营者的监管，实现监管资源的科学配置和有效利用。

（1）对风险等级为A级风险的食品生产经营者，原则上每年至少监督检查1次。

（2）对风险等级为B级风险的食品生产经营者，原则上每年至少监督检查1～2次。

（3）对风险等级为C级风险的食品生产经营者，原则上每年至少监督检查2～3次。

（4）对风险等级为D级风险的食品生产经营者，原则上每年至少监督检查3～4次。

具体检查频次和监管重点由各省级市场监督管理部门确定。

（二）日常监督检查

日常监督检查是指市级、县级市场监督管理部门按照年度食品生产经营监督检查计划，对本行政区域内食品生产经营者开展的常规性检查。

（三）飞行检查

飞行检查是指市场监督管理部门根据监督管理工作需要以及问题线索等，对食品生产经营者依法开展的不预先告知的监督检查。飞行检查具有突击性、独立性、高效性等特点。

（四）体系检查

体系检查是指市场监督管理部门以风险防控为导向，对特殊食品、高风险大宗食品生产企业和大型食品经营企业等的质量管理体系执行情况依法开展的系统性监督检查。

（五）信用监管

食品安全信用信息，是指食品安全监督管理部门在依法履行职责过程中制作或者获取的反映食品生产经营企业食品安全信用状况的数据、资料及食品单位守规践诺情况，包括食品生产经营者基础信息、行政许可信息、检查信息、食品监督抽检信息、行政处罚信息等信息。食品安全信用信息管理遵循属地管理、权责统一、全面覆盖、信息共享、动态更新、准确及时、公开便民的原则。县级以上人民政府食品安全监督管理部门根据本行政区域信用征信管理的相关规定，向有关部门提供信用信息，任何部门、任何人员不得擅自修改、删除食品安全信用信息。如需对食品安全信用信息进行修改，需要在数据系统中注明修改的理由以及批准修改的负责人。

（六）专项整治

专项整治，又称为专项治理、专项行动、集中治理，是食品安全监管部门依据法律法规的规定，对某类突出食品安全问题，在一定时期内集中人员、集中精力针对特定内容和对象开展的集中打击或整治。

（七）抽样检验

食品安全监管部门通过对餐饮服务提供者进行定期、不定期的抽样检验，及时发现食品生产经营过程中存在的食品安全问题，依法采取行政处罚、责令改正、监督召回不安全食品等措施，达到打击各类违法生产经营食品行为、消除食品安全隐患的目的，是一种在案件稽查、事故调查、应急处置等工作中广泛运用的监管方式。

（八）责任约谈

食品安全监管部门为防范和控制食品安全风险、消除食品安全隐患，除在日常执法中因调查取证需对相关人员进行调查询问之外，当食品生产经营过程中存在食品安全隐患，未及时采取措施消除的，县级以上人民政府食品安全监督管理部门可以对食品生产经营者的法定代表人或者主要负责人进行责任约谈。约谈内容一般包括：一是通报违法违规事实及其行为的严重性；二是剖析发生违法违规行为的原因；三是告知整改的内容和期限；四是督促履行食品安全主体责任；五是其他应约谈的内容。

二、监督检查的要点

从《食品经营许可和备案管理办法》和《食品经营许可审查通则》可以看出，我国将食品经营主要分为食品销售经营者、餐饮服务经营者、单位食堂三种业态。

餐饮企业从规模上可划分为大型、中型、小型和微型企业如表9-1所示。餐饮企业规模的划分可以参照国家统计局印发的新版《统计上大中小微型企业划分办法》进行。

表 9-1　餐饮业规模划分表

指标名称	计量单位	大型	中型	小型	微型
从业人员（X）	人	$X \geq 300$	$100 \leq X < 300$	$10 \leq X < 100$	$X < 10$
营业收入（Y）	万元	$Y \geq 10000$	$2000 \leq Y < 10000$	$100 \leq Y < 2000$	$Y < 100$

注：大型、中型和小型企业须同时满足所列指标的下限，否则下划一档；微型企业只需满足所列指标中的一项即可；企业划分指标以现行统计制度为准；从业人员，是指期末从业人员数，没有期末从业人员数的，采用全年平均人员数代替；营业收入，限额以上餐饮业采用主营业务收入；限额以下餐饮企业采用营业额代替。

三、监督检查主要程序

（一）检查准备

检查人员在实施监督检查前应根据检查目的，确定检查范围、检查内容、检查重点、检查方式、检查时间、检查分工、检查进度等，并制定检查工作方案。携带相关检查文件及文书，以及必要的现场记录设备等。了解既往检查发现的问题、企业整改落实情况及其他需要准备的事项。市场监督管理部门组织实施监督检查应当由2名以上（含2名）监督检查人员参加。检查人员较多的，可以组成检查组。市场监督管理部门根据需要可以聘请相关领域专业技术人员参加监督检查。

（二）表明身份

进入现场后，检查人员应当当场出示有效执法证件或者市场监督管理部门出具的检查任务书。

（三）听取介绍及现场检查

餐饮服务单位应当配合监督检查工作，按照市场监督管理部门的要求，开放经营场所，回答相关询问，提供相关合同、票据、账簿以及前次监督检查结果和整改情况等其他有关资料，协助生产经营现场检查和抽样检验，并为检查人员提供必要的工作条件。检查人员按规定和检查要点要求开展监督检查。

市场监督管理部门实施监督检查，可以根据需要，依照食品安全抽样检验管理有关规定，对被检查单位生产经营的原料、半成品、成品等进行抽样检验，可以依法对企业食品安全管理人员随机进行监督抽查考核并公布考核情况。

（四）记录及检查情况汇总

检查人员对监督检查情况如实记录。除飞行检查外，实施监督检查会覆盖检查要点的所有检查项目。检查人员在监督检查中对发现的问题进行记录，必要时可以拍摄现场情况，收集或者复印相关合同、票据、账簿以及其他有关资料。检查记录以及相关证据，可以作为行政处罚的依据。

检查结束后，检查人员可要求检查对象回避，核对检查中发现的问题，汇总检查情况，讨论确定检查意见。必要时，可将汇总情况向检查对象通报。

（五）整理归档

检查结束后，检查人员会将检查和跟踪检查中形成的材料，一并归入检查对象监督检查档案。

第三节 餐饮食品安全检验

一、检验与检测的基本概念

（一）检验

检验是科学名词，指用工具、仪器或其他分析方法检查各种原材料、半成品、成品是否符合特定的技术标准、规格的工作过程。

检验强调“符合性”，不仅提供结果，还要将结果与相关规定要求进行比较，做出合格与否的判定。

（二）检测

检测是通过观察、测量或试验来获得定性或定量数据的技术性活动。检测不涉及技术所得数据与相关要求之间的对比，也不涉及所得技术指标是否与要求相符的判断。

二、检验方法分类

（一）感官检验

食品感官检验是根据人的感觉器官对食品的各种质量与安全特征的“感觉”，如：味觉、嗅觉、听觉、视觉等，用语言、文字、符号或数据进行记录，再运用统计学的方法进行统计分析，从而得出结论的检验方法。

（二）理化检验

食品理化检验，是指借助物理、化学的方法，使用测量工具或仪器设备对食品所进行的检测和验证。

（三）微生物检验

食品微生物检验是运用微生物学的理论与方法，检验食品中微生物的种类、数量、性质及其对人的健康的影响，以判别食品是否符合相关要求的检验方法。

三、食品安全感官检测

（一）食品感官检测的概念

食品应当无毒、无害、符合应当有的营养要求，具有应有的色、香、味等感官性状。《中华人民共和国食品安全法》也明确禁止生产经营腐败变质、油脂酸败、霉变生虫、污秽不洁、混有异物、掺假掺杂或者感官性状异常的食品、食品添加剂、食品相关产品。这里所说的“感官性状异常”是指食品失去了正常应有的感官性状。

食品感官检测是人利用感觉器官对食品的各种质量特征进行的判断。通常食品感官检测范围包括色泽、风味、气味、组织状态、硬度等。感官指标的变化往往能反映出食品质量的变化，在实际应用中往往和理化和微生物分析相互补充。感官检测在食品原材料特别是食用农产品的进货检验、食品及其原料的贮藏、保鲜、半成品和成品质量安全控制等方面具有十分重要的意义。很多食品标准都规定了相应食品的感官指标。感官检测在餐饮食品安全控制和检测中占有重要地位。

（二）食品感官检测的种类

按检验时所利用的感觉器官，感官检测可分为视觉检测、嗅觉检测、味觉检测和触觉检测。

1. 视觉检测

视觉检测即用肉眼通过观察的方式对食品进行检测。视觉检测在感官检测中占有重要的位置，几乎所有产品的感官检测都离不开视觉检测。如观察肉制品色泽是否正常，观察马铃薯的大小等。

视觉检测需要注意光线对视觉的影响，最好在自然、充足的日光下进行。因为灯光特别是带色彩的灯光会给食品视觉判断造成假象，形成检测偏差。

2. 嗅觉检测

嗅觉检测是用鼻检测各种气味特征。人的嗅觉非常灵敏，有时可以分辨一般方法和仪器不能发现的轻微变化。如蛋白质的最初分解和油脂的早期酸败，其理化指标变化不大，但敏感的嗅觉可以察觉到异味。

气味受温度的影响非常大，适当加热可以使气味更浓。因此，可把样品稍加热，或取少许样品于洁净的手掌上摩擦、哈热气，再进行嗅觉检测。

嗅觉器官长时间受气味刺激会疲劳而降低灵敏度，因此，进行嗅觉检验时应由轻气味到浓气味的顺序进行，检验一段时间后，应休息一会。

3. 味觉检测

基本味觉有酸、甜、苦、咸四种，基本味觉的产生依赖舌面味蕾。涩味、辣味等刺激口腔内的神经末梢。味蕾的灵敏度受温度、生活习惯等因素影响，味觉检验的最佳温度为20～40℃。味觉检测前不要吸烟或吃刺激性食物，以免降低味觉灵敏度。检验时取少量被检食品放入口中，细心品尝，然后吐出，不要咽下，用温水漱口。

嗅觉和味觉都易出现“疲劳”的现象。进行相关的检测若连续检验几种样品，应由味淡到味浓顺序进行，并适当休息，每品尝一种样品后用温水漱口，以减少相互影响。

4. 触觉检测

触觉检测主要是借助手、皮肤等器官的触觉神经来检验食品的弹性、韧性、紧密程度等。如根据肉类弹性判断其品质和新鲜程度等。此外，在品尝食品时，除味觉外，还有脆性、黏性、弹性、硬度、冷热、油腻性和接触压力等触觉。进行感官检测时，通常先进行视觉检测，再进行嗅觉检测，然后进行味觉和触觉检测。

四、食品安全快速检测

（一）快速检测的概念

餐饮服务供应的食品具有即时加工、即时消费的特点，加工手段多样，标准化程度相对比较低，无法做到检验合格后食用。食品监督抽检所采用的实验室传统检测方法，通常结果准确、可靠，但也存在一些不足之处，如检测周期较长，检测费用较高，不适合对廉价的、检验项目较多的蔬菜、水果等的检测要求，而且检测专业性强、操作过程烦琐、企业难以掌握并通过检测履行食品安全把关责任。快速检测具有检测耗时短、非检验专业人员容易掌握操作等优点，非常适合餐饮服务单位使用。

快速检测目前没有经典的定义，而是一个约定俗成的概念，也没有明确的起源。食品安全快速检测是指与传统的实验室检测方法相比，能够在较短时间内出具结果、获得食品质量与安全状况初步判定的筛检方法。快速检测的时间目前没有统一规定，但基本上有一种共识，即理化检验在实验室中能够在两小时以内出具检测结果，或者如果检测方法能够应用于现场，在30分钟内出具检测结果，即可视为快速检测方法，如果现场能够在十几分钟甚至几分钟内得到检测结果，可视其为比较理想的现场快速检测方法；微生物检测中，如果与传统检测方法相比，能够大幅度缩短检测时间（多指能够缩短1/2或1/3以上的检测时间）而发现阳性结果或超标样品，且能用传统方法复检（特殊样品除外）得到基本相同结果的方法，可视为微生物快速检测方法。

快速检测通常在样品制备、实验准备、操作过程、结果判读等方面具有简化或自动化的特点，非检验专业人员也容易掌握和操作。例如，餐饮服务单位管理人员在食品原料进货、烹调加工、经营服务等环节，可以凭借试纸条（卡）、简单试剂或便携式仪器（如图9-1）等，仅需通过简单操作，立即或在较短时间内（一般在30分钟之内），就能对食品原料是否受到化学性和生物性的污染、烹调制作过程是否符合规范、加工服务环节是否清洁卫生、加工后食品是否安全等做出初步判断。

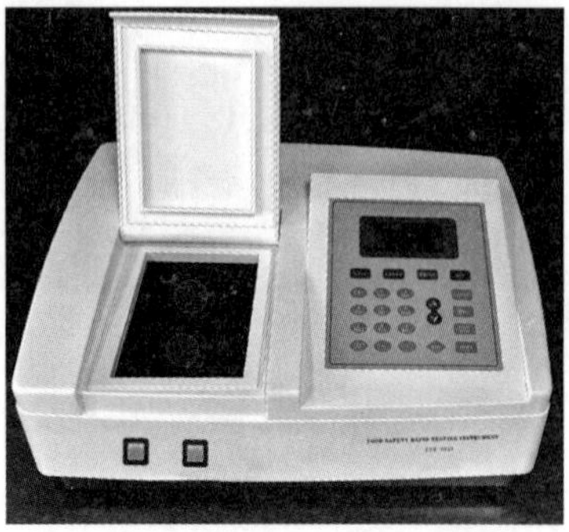
图 9-1　食品安全快速检测仪

（二）开展快速检测的优点与必要性

1. 传统实验室资源有限、满足不了大量样品的检测

餐饮食品原料的来源主要为食用农产品和部分加工食品。当前，我国食用农产品和加工食品总体上规模化、集约化、自动化程度不高，一家一户的小农经济和小作坊仍是我国农产品种植、养殖和生产加工的主要方式，而实验室建设成本较大、设置数量有限，难以对来源不一、品种众多、数量巨大的食用农产品和食品进行逐一检测和把关。

2. 传统实验室检测环节多、周期长、费用高

样品送到传统实验室进行检测环节较多，周期较长。许多食品如果采用送实验室检测方式，在拿到样品检测报告前就可能已过食用期或已经被顾客食用，这种情况在餐饮企业中表现更明显，难以实现及时把关。另外，一些廉价的食物，如餐饮企业购买的蔬菜和水果中的农药残留检测，用高昂的检测费用来全面保障食用安全也不现实。

3. 传统的感官检测方法难以发现食品安全隐患

食品安全管理人员单凭眼看、手摸、鼻闻、嘴尝的方法有时难以发现潜在的食品安全隐患，难以客观地现场确认风险存在，难以及时发现不合格产品或环节，已不适应现代食品安全管理的要求，需要采用专业化和科学化手段进行食品安全判定。

4. 部分易降解、不稳定的指标需要现场快速检测

在食品安全管理工作中，部分种类的样本因具有指标瞬时性强、易降解或不稳定、事后难以再现等特点，无法采集后送实验室进行检测，必须在现场完成检测。如水发产品中非法添加的甲醛、双氧水，含氯毒液有效氯浓度等。

5. 发现食物中毒可疑物质的重要方式

餐饮安全管理人员在配合监督人员开展突发事件应急处理，尤其是食物中毒事件的调查处理中，能够在第一时间开展快速检测，就能尽快搜寻出可疑的致病因子，有利于控制事态和抢救病人，避免事态的进一步蔓延。

6. 食品质量与安全过程管理和实时监控的需求

餐饮服务单位在控制食品的质量和安全中，需要选择合理的关键控制点，设置快速测量指标进行过程实时监控并及时进行纠偏，可以充分体现食品安全管理的时效性和经济性。

总之，食品安全快速检测是提高餐饮质量与安全管理专业水平和工作效率的重要手段。

（三）餐饮食品质量与安全快速检测的分类

食品安全快速检测一般分为实验室快速检测和现场快速检测。实验室快速检测侧重于更新仪器设备、采用先进方法、改变样品预处理方式等，以实现多组分、大通量、高效率的可疑样品筛检目的。

就食品安全现场快速检测而言，各国依其国情所研发的检测技术，其检测重点有所不同，我国有不少研发单位都在开发快速检测方法与设备，其中有不少方法与产品成功应用到现场快速检测。快速检测技术除了部分应用在实验室，已经开始向现场倾斜，一些现代的快速检测技术陆续出现并实用化，传感器技术、可视化技术、酶联免疫检测技术、小型化光谱及色谱技术均是现代快速检测技术的研发重点。实验室快速检测的周期需要视样本和项目种类而定，但检测时间要明显短于传统的实验室检测方法；现场快速检测侧重于将标准检测方法进行合理的化繁为简，尽量利用各种手段，甚至在损失一定准确性的前提下，实现样品现场检测时的快速和便捷。

食品质量与安全快速检测也还可以分为定性快速检测、半定量快速检测和定量快速检测。定性快速检测的结果可以直接用于样品是否合格的判定，常用于非食用物如罂粟成分、瘦肉精等的筛检，通常可以在现场完成检测。定量和半定量快速检测常用于国家标准中允许使用或天然存在但有明确限量要求的项目，如食品添加剂、重金属等。

食品安全快速检测根据使用的介质也可以分为试纸法、试管显色法、滴瓶法、便携式仪器法、聚合酶链式反应等。

（四）餐饮企业常见快速检测方法举例

1. 食物接触面洁净度检测

直接入口食品的接触面卫生状况和食品的安全卫生关系密切，如清洗、消毒、保洁不当，就有可能成为微生物交叉污染的主要因素而危害人体健康。ATP（三磷酸腺苷）是所有生物进行能量代谢所必备的物质。ADP（二磷酸腺苷）和AMP（一磷酸腺苷）是由ATP经过加热、发酵或酶促反应等变化而来的物质。因此，它们的含量能够反映食物接触面的洁净度。

来源于动物、植物和微生物的食物残渣中的ATP（测定过程中可以通过特定酶使

ADP和AMP转化成ATP）可以和荧光试剂在一定的条件下发生反应并产生荧光，发光强度可以通过ATP荧光光度仪测量，结果以相对光单位（RLU）表示。发光强度值越大，表明食物残渣越多，或加工环节表面和餐饮具洁净度越差。相关操作比较简单，几乎也无需特定训练，根据相关产品说明书即可进行操作。

2. 紫外线照度检测

紫外灯能产生紫外线，可以用于室内空气、物体表面等的消毒，在餐饮企业被广泛使用。紫外灯产生的紫外线辐照强度和辐照时间直接决定了使用紫外灯进行消毒的效果。紫外线照度计能对紫外灯的辐照强度进行测量，以评价其强度是否达到杀菌性能要求。

紫外线照度计内部装有光纤传感器等元件，能将紫外线强度转化为数字信号，根据紫外照度计显示的数字，判断被测的紫外线灯辐照强度是否达到杀菌效果。使用紫外线照度计测量辐照强度时，需要注意光源的稳定性、测定距离，还要注意进行必要的防护。

3. 消毒液有效氯、油脂酸价和过氧化值的测定

餐饮服务行业首选的消毒方法是热力消毒，如煮沸或蒸汽消毒。但部分餐饮用具以及工作台面、水果、蔬菜等也可能会选择化学药物消毒。含氯消毒剂（如漂白粉、漂白粉精、次氯酸钠、氯化磷酸盐、二氯或三氯异氰尿酸钠等）因价格便宜，消毒效果好，是最常用的化学消毒剂之一，但其缺点是有效氯容易降解和变化，浓度难于掌握。因此，为确保消毒效果，有必要进行有效氯浓度的快速检测。有效氯测试纸条可以快速地测定有效氯的浓度。

评价食用油品质最常用的指标是酸价和过氧化值。其中，酸价是食用油中游离脂肪酸含量的标志，表明食用油中脂肪水解和酸败程度。酸价越小，说明油新鲜度和精炼程度越好。过氧化值是油脂被氧化程度的一种指标，过氧化值升高是油脂酸败的重要指标。加工污染、长期贮藏、保存不当、反复加热等都会导致油脂酸价和过氧化值升高。酸价和过氧化值也可以使用试纸进行测定。

4. 有机磷和氨基甲酸酯类农药的检测

目前，我国使用的农药中有70%以上都是有机磷和氨基甲酸酯类农药。开展有机磷和氨基甲酸酯类农药的快速检测，有利于及时发现和控制农药残留超标食品进入消费环节，降低农药中毒发生率。

胆碱酯酶可催化红色的靛酚乙酸酯水解为乙酸与蓝色的靛酚，有机磷或氨基甲酸酯类农药对胆碱酯酶有抑制作用，抑制上述催化、水解、变色过程的发生。由此，开发出了相关的测试卡，用以判断样品中是否含有有机磷或氨基甲酸酯类农药。

5. 重金属检测

重金属广泛存在于自然界和人们的生产生活中。由于绝大多数重金属对人体具有一定

的毒性，我国食品安全国家标准对食品中各类重金属含量都有严格的限定。食品中重金属的污染主要来源于工业“三废”等通过食物链而形成。采用经典的“雷因须氏法”（即铜片法）进行检验。即在酸性条件下，金属铜与其他重金属发生氧化还原反应，不同的重金属使金属铜表面产生不同的颜色。本方法适用于牛乳、饮料、菜肴等食品中重金属的快速检测。

6. 大肠菌群的快速测定

大肠菌群指一群能发酵乳糖、产酸产气、需氧或兼性厌氧的革兰氏阴性无芽孢杆菌。该菌主要来源于人畜粪便，故可以作为粪便污染指示菌来评价餐饮服务烹调加工和餐饮具表面的卫生状况，进而推断相应食品是否有被致病菌污染的可能。

大肠菌群快速检测常使用载片法。大肠菌群检测载片可以是一块覆有特定琼脂培养基的塑料载片，该培养基上另含有吐温和卵磷脂以中和残留的消毒剂对微生物生长的影响。采样后，属于大肠菌群的细菌在载片培养基上将会快速生长并形成明亮的特征性的淡红色菌落，通过这样的方法可以判断样品表面大肠菌群的含量。根据载片覆有培养基的不同，载片法还可以用于菌落总数、霉菌、酵母菌等的快速检测。

五、食品质量与安全实验室（常规）检测

实验室检测是指利用实验室环境、仪器和设施等，按照相应的技术标准和规程，采用物理、化学、生物等技术或方法，为确定某一物质的性质、特征、组成等而进行的试验和测试。实验室检测是相对于快速检测技术的以丰富的常规试验手段和实验室内操作为主的耗费时间往往较长而检测范围较广、检测精度更高的检测技术。

餐饮服务单位由于规模、条件等原因不需要或不能够建立实验室的，也可实施委托检验，即委托有资质的食品检验实验室对其原料和产品进行检验和评价。餐饮服务企业建立食品安全实验室，并将其作为质量管理体系的重要组成部分，有助于提高餐饮服务食品安全自我把关能力，有助于及时发现和处置食品安全隐患，也有助于提高企业食品安全的品牌形象。

实验室常规检测范围涵盖很广，食品安全实验室常规检测可以概括为以下常见检测项目的检测。

（1）常规理化及营养成分检测（含理化指标、宏量营养素、微量营养素等）。

（2）食品添加剂和非食品物质检测（食品添加剂、非食用物质等）。

（3）农药残留检测（有机氯农药、有机磷农药、氨基甲酸甲酯类农药、拟除虫菊酯类农药等）。

（4）兽药残留检测（硝基呋喃类、沙星类、四环素族、磺胺类药物等）。

（5）食品毒害物质检测（重金属、硝酸盐类、生物毒素、其他污染物及毒害物质等）。

（6）微生物检测（非致病性菌、食源性致病菌）。

（7）转基因产品检测（动物性成分检测、食品及原料中过敏原成分检测、农作物转基因筛选、常见转基因农作物品系检测）。

（8）营养标签检测（保健成分、营养标签等）。

（9）食品接触材料测试（塑料、涂料、树脂、玻璃、金属、陶瓷、包装用纸等）。

实验室常规检测可以说是快速检测的成长土壤，在国家相关食品安全检测标准中，实验室常规检测依然占有不可替代的重要地位。实验室常规检测的新手段和科技含量在逐步提高，检测速度和精度也在不断提高。近年来，色谱技术、聚合酶链式反应（PCR）技术、酶联免疫吸附试验（ELISA）技术、化学发光免疫分析、毛细管电泳技术、生物芯片技术、生物传感器技术、纳米技术、超声技术等在食品安全检测的应用中日趋成熟和完善，逐步融入食品安全实验室常规检测中，进一步提高了食品安全检测的精度和速度。此外，食品安全检测除了在特定项目检测上灵敏度越来越高外，因为食品安全检测涉及食品种类繁多、涉及的检测项目也比较多，食品安全实验室检测的集成化发展也是一个重要的发展方向。

第四节 实训及作业

一、实训

以小组为单位制作一份食品经营许可申请资料。

二、作业

1. 描述检验和检测的区别。
2. 餐饮企业是否需要制定食品安全检验制度，为什么？

第十章

餐饮服务食品安全职业道德

第一节
职业道德概述

职业道德是整个社会道德体系中的重要组成部分，是社会文明发展到一定阶段的产物。食品安全是基础民生问题，因此食品行业从业人员加强食品安全意识、提高个人修养、注重食品安全职业道德培养、增强食品安全社会责任感对保障人民群众身体健康和生命安全具有至关重要的意义。

一、我国社会主义道德规范体系

（一）道德的内涵

道德是指一定社会为了调整人们之间以及个人和社会之间的关系所倡导的行为规范的总和。简单地讲，道德就是做人的道理和规范。道德通过各种形式教育和社会舆论力量，使人们具有善和恶、荣和辱、正与邪等概念，并逐渐形成一定的习惯和传统，以指导或控制自己的行为。

（二）我国社会主义道德规范体系的构成

社会主义的道德规范体系是在社会主义经济、政治、文化基础上形成的，以集体主义道德原则为核心的道德行为准则系统。它是共产主义道德在社会主义阶段的具体表现形式。道德规范体系的一般结构层次是：一个道德原则，几个道德规范，若干道德范畴，以及某些特殊领域的道德要求。它由忠于共产主义事业的集体主义道德原则，全心全意为人民服务为核心、爱祖国、爱人民、爱劳动、爱科学和爱社会主义等主要五个道德规范，善恶、义务、良心、荣誉、幸福、公正六个重要道德范畴及社会公德、职业道德、家庭美德三个特殊领域的道德要求所构成。

2001年颁布《公民道德建设实施纲要》(以下简称《纲要》)是划时代的重大事件，《纲要》把我国社会主义道德体系的建设提到了一个崭新的高度，为中华民族的伟大复兴提供了重要的思想平台。《纲要》指出，社会主义道德建设要坚持以为人民服务为核心，以集体主义为原则，要大力倡导“爱国守法、明礼诚信、团结友善、勤俭自强、敬业奉献”的基本道德规范。

二、职业道德的内涵和作用

（一）内涵

职业道德的概念有广义和狭义之分。广义的职业道德是指从业人员在职业活动中应该遵循的行为准则，涵盖了从业人员与服务对象、职业与职工、职业与职业之间的关系。狭义的职业道德是指在一定职业活动中应遵循的、体现一定职业特征的、调整一定职业关系的职业行为准则和规范。随着现代社会分工的发展和专业化程度的增强，市场竞争日趋激烈，整个社会对从业人员的职业观念、职业态度、职业技能、职业纪律和职业作风的要求越来越高。以爱岗敬业、诚实守信、服务群众、奉献社会为主要内容的职业道德，正鼓励人们在工作中为社会做出更多的贡献。

（二）主要作用

职业道德是社会道德体系的重要组成部分，它一方面具有社会道德的一般作用，另一方面它又具有自身的特殊作用，具体表现在以下几个方面。

1. 有助于调节各方面之间的关系

一方面，职业道德可以调节从业人员内部的关系，即运用职业道德约束职业内部人员的行为，促进职业内部人员的团结与合作；另一方面，职业道德又可以调节从业人员和服务对象之间的关系，如职业道德规范员工要怎样对消费者负责等。

2. 有助于维护和提高企业形象

一个企业的信用、形象和声誉主要靠产品的质量和服务质量，而提高从业人员职业道德水平是维护产品质量和服务质量的有效保证。

3. 有助于促进本行业的发展

任何行业的发展离不开高素质的员工。员工素质主要包含知识、能力、责任心三个方面。责任心是员工素质的重要构成，也是职业道德的构成部分。因此，职业道德水平直接影响本行业的发展。

4. 有助于提高全社会的道德水平

职业道德是整个社会道德的重要组成部分。一方面，职业道德涉及每个从业者如何对待职业，如何对待工作，同时也是一个从业人员的世界观、价值观念的表现；另一方面，职业道德也是一个职业集体，甚至一个行业全体人员的行为表现，如果每个行业，每个职业集体都具备优良的道德素质，对整个社会道德水平的提高会发挥重要作用。

三、职业道德建设途径

职业道德建设既是社会主义市场经济健康有序发展的重要保证，也是员工加强自身修养、企业塑造自身形象的必备条件。

（一）职业道德建设首先要抓好企业领导层

企业领导要以身作则，做好表率，廉洁自律，自觉抵制行业不正之风，坚决不搞所谓的行业潜规则，才能带动企业的整体职业道德建设。

（二）职业道德建设应贯穿社会各个行业

职业道德建设是一项系统工程，在日常生活中，人人都是服务对象，每个人也都要向他人提供服务。因此，在职业道德建设中必须坚持以为人民服务为核心，以集体主义为原则，提高自身的职业道德水准，使每个人相互感受到职业道德的魅力。

（三）职业道德建设应与个人奖惩挂钩

将职业道德和个人奖惩挂钩可以充分发挥个人的积极性、主动性和创造性。把物质激励和精神激励结合起来，激发员工的工作热情，使他们在职业实践中逐步形成忠于职守、尽职尽责、热爱集体、忘我工作的职业品质。

（四）职业道德建设应与管理制度和教育相结合

长期稳定的管理制度和有效的教育引导有利于职业习惯和职业意识的养成，从而使职业道德建设持续健康发展。

（五）坚持长期建设

一个企业内部职工的职业道德建设不可能一蹴而就，而是一项长期的、理论和实践反复推进的过程。

第二节 餐饮服务食品安全职业道德建设

一、餐饮服务食品安全职业道德内涵

餐饮服务食品安全职业道德是餐饮服务单位从事食品经营的基本道德，它是以一般的社会道德为基础，从业人员的食品安全意识、食品安全责任、食品安全纪律和食品安全技能在实际食品加工经营过程中的综合反映，是意识、责任、纪律、技能的总和，属于自律范围。食品安全职业道德是整个社会道德体系中的重要组成部分，是社会文明发展到一定阶段的产物。因此加强餐饮服务食品安全职业道德建设是现代餐饮服务行业健康发展的先决条件。

二、餐饮服务食品安全职业道德规范内容

广义地说，餐饮服务食品安全职业道德应包括餐饮服务单位涉及食品安全的一切行为。这里包括食品安全法律法规要求的行为和未被要求的行为。餐饮服务单位应当依法、诚信地进行食品生产经营活动，要牢固树立第一责任人的意识，因此需要餐饮服务单位学习食品安全法律法规，自觉遵守法律法规要求，树立诚信经营意识，最大限度地减小食品安全风险，保证消费者的饮食安全。

遵守职业道德，也是保证餐饮服务单位自身健康发展的先决条件。职业道德建设不仅是精神文明建设的一个重要方面，也是一个国家经济发展和社会文明的重要标志之一。在餐饮服务行业应大力倡导以“遵守法律法规、承担社会责任；配合监管执法、接受社会监督；坚持诚信经营、追求优质服务；遵守操作规程、确保饮食安全”为主要内容的职业道德观。

（一）主动学法、遵纪守法

现代社会是一个法治社会，作为以保障食品安全为己任的餐饮服务从业人员，应该认真学法、自觉守法。涉及食品安全的法律法规制定的各项要求是经过食品安全风险评估，并将食品安全风险降低到可接受水平的措施，按照要求进行食品生产经营活动，能够最大限度地保证食品安全，确保避免食品安全事故对消费者和餐饮服务单位的双重打击。

餐饮服务单位应当认真学习贯彻《中华人民共和国食品安全法》及其实施条例、《食

品生产经营监督检查管理办法》《食品安全国家标准 餐饮服务通用卫生规范》等法律法规和标准，特别是《餐饮服务食品安全操作规范》是餐饮服务单位日常加工的实操性要求，对餐饮服务单位具有较强的操作性意义。同时，遵纪守法是各行各业职业道德的基本要求，也是每一个公民的道德底线和立身处世之本。

（二）坚守诚信经营、追求优质产品和服务

诚信经营是各行业职业道德的灵魂，是餐饮服务食品安全职业道德的核心和基础。诚信是道德，有人将其形象地比喻为公民的第二个“身份证”，是行为诚实与承诺守信的组合。诚信是人人必备的优良品格，是“立人之道”。即待人处事真诚、老实、讲信誉，言必信、行必果。诚实守信，既是食品安全职业道德的重要内容，更是餐饮服务单位在市场竞争中生存和发展的基石。餐饮服务单位在接待每一位消费者时，实际上已经对该名消费者进行了食品安全的承诺。安全是食品的基本要求，但安全性通过感官很难判断，因此餐饮服务单位必须在行为上诚实守信，兑现对消费者的承诺；严格按照餐饮服务食品安全相关要求进行食品加工，不弄虚作假、偷工减料、以次充好、随意降低食品安全控制成本、变相损害消费者利益。

（三）积极参与到食品安全国家治理体系

《中华人民共和国食品安全法》已经为我国的食品安全治理体系描绘出一幅蓝图。食品生产经营者对其生产经营食品的安全负责。食品生产经营者应当依照法律法规和食品安全标准从事生产经营活动，保证食品安全，诚信自律，对社会和公众负责，接受社会监督，承担社会责任。

食品安全治理体系的参与方除食品生产经营企业外，还会涉及政府、社会团体、第三方检测与认证认可机构、媒体与群众等各方。餐饮服务单位应积极响应各方对食品安全的诉求，积极构建企业内部食品安全民主氛围，依法保护“吹哨人”。

涉及食品安全的法律法规很多是技术性要求，监督执法也是监督人员帮助餐饮服务单位理解其要求，帮助餐饮服务单位最大限度地保证食品安全。因此，企业及员工应积极主动配合监督执法，对监督人员提出的整改措施积极改进。

三、餐饮服务食品安全职业道德建设途径

餐饮服务食品安全职业道德建设的出发点主要体现在食品安全意识、食品安全责任、食品安全纪律和食品安全技能四个方面。

（一）食品安全意识

餐饮服务单位必须树立食品安全意识，通过对食品安全相关法律法规、食品安全基础知识的学习，了解掌握食品危害因素及其产生的严重后果，以及法律法规中的各项控制要求，增强食品安全的辨别意识和控制意识。

（二）食品安全责任

餐饮服务单位应充分认识到应当对社会和公众负责，保证食品安全，接受社会监督，承担社会责任，是食品安全的第一责任人。

（三）食品安全纪律

餐饮服务单位通过学习应主动制定本单位行之有效的食品控制制度，自觉遵守执行并持续改进。这体现出从业人员对于本职工作的诚实态度。

（四）食品安全技能

从业人员应不断地提高自身的食品安全业务技能，潜心学习、精心钻研，养成良好的操作习惯，使技能、习惯、意识融为一体。

第三节 实训及作业

一、实训

以小组形式组织一次食品安全宣传活动，并总结活动的效果。

二、作业

1．试述餐饮企业中职业道德的表现形式。

2．如何在一个单位培养员工的职业道德？

附　录

附录1 常用概念术语

（摘自《中华人民共和国食品安全法》《餐饮服务食品安全操作规范》和《食品安全国家标准 餐饮服务通用卫生规范》）

编号	概念	释义
1	食品	指各种供人食用或者饮用的成品和原料以及按照传统既是食品又是中药材的物品，但是不包括以治疗为目的的物品
2	食品安全	指食品无毒、无害，符合应当有的营养要求，对人体健康不造成任何急性、亚急性或者慢性危害
3	预包装食品	指预先定量包装或者制作在包装材料、容器中的食品
4	食品添加剂	指为改善食品品质和色、香、味以及为防腐、保鲜和加工工艺的需要而加入食品中的人工合成或者天然物质，包括营养强化剂
5	用于食品的包装材料和容器	指包装、盛放食品或者食品添加剂用的纸、竹、木、金属、搪瓷、陶瓷、塑料、橡胶、天然纤维、化学纤维、玻璃等制品和直接接触食品或者食品添加剂的涂料
6	用于食品生产经营的工具、设备	指在食品或者食品添加剂生产、销售、使用过程中直接接触食品或者食品添加剂的机械、管道、传送带、容器、用具、餐具等
7	用于食品的洗涤剂、消毒剂	指直接用于洗涤或者消毒食品、餐具、饮具以及直接接触食品的工具、设备或者食品包装材料和容器的物质
8	食品保质期	指食品在标明的贮存条件下保持品质的期限
9	食源性疾病	指食品中致病因素进入人体引起的感染性、中毒性等疾病，包括食物中毒
10	食品安全事故	指食源性疾病、食品污染等源于食品，对人体健康有危害或者可能有危害的事故
11	原料	指供加工制作食品所用的一切可食用或者饮用的物质
12	半成品	指原料经初步或部分加工制作后，尚需进一步加工制作的食品，不包括贮存的已加工制作成成品的食品
13	成品	指已制成的可直接食用或饮用的食品
14	餐饮服务场所	指与食品加工制作、供应直接或间接相关的区域，包括食品处理区、就餐区和辅助区
15	食品处理区	指贮存、加工制作食品及清洗消毒保洁餐用具（包括餐饮具、容器、工具等）等的区域。根据清洁程度的不同，可分为清洁操作区、准清洁操作区、一般操作区
16	清洁操作区	指为防止食品受到污染，清洁程度要求较高的加工制作区域，包括专间、专用操作区
17	专间	指处理或短时间存放直接入口食品的专用加工制作间，包括冷食间、生食间、裱花间、中央厨房和集体用餐配送单位的分装或包装间等
18	专用操作区	指处理或短时间存放直接入口食品的专用加工制作区域，包括现榨果蔬汁加工制作区、果蔬拼盘加工制作区、备餐区（指暂时放置、整理、分发成品的区域）等

续表

编号	概念	释义
19	准清洁操作区	指清洁程度要求次于清洁操作区的加工制作区域，包括烹饪区、餐用具保洁区
20	烹饪区	指对经过粗加工制作、切配的原料或半成品进行热加工制作的区域
21	餐用具保洁区	指存放清洗消毒后的餐饮具和接触直接入口食品的容器、工具的区域
22	一般操作区	指其他处理食品和餐用具的区域，包括粗加工制作区、切配区、餐用具清洗消毒区和食品库房等
23	粗加工制作区	指对原料进行挑拣、整理、解冻、清洗、剔除不可食用部分等加工制作的区域
24	切配区	指将粗加工制作后的原料，经过切割、称量、拼配等加工制作成为半成品的区域
25	餐用具清洗消毒区	指清洗、消毒餐饮具和接触直接入口食品的容器、工具的区域
26	就餐区	指供消费者就餐的区域
27	辅助区	指办公室、更衣区、门厅、大堂休息厅、歌舞台、卫生间、非食品库房等非直接处理食品的区域
28	中心温度	指块状食品或有容器存放的液态食品的中心部位的温度
29	冷藏	指将原料、半成品、成品置于冰点以上较低温度下贮存的过程，冷藏环境温度的范围应在0～8℃
30	冷冻	指将原料、半成品、成品置于冰点温度以下，以保持冰冻状态贮存的过程，冷冻温度的范围宜低于-12℃
31	交叉污染	指食品、从业人员、工具、容器、设备、设施、环境之间生物性或化学性污染物的相互转移、扩散的过程
32	分离	指通过在物品、设施、区域之间留有一定空间，而非通过设置物理阻断的方式进行隔离
33	分隔	指通过设置物理阻断如墙壁、屏障、遮罩等方式进行隔离
34	特定餐饮服务提供者	指学校（含托幼机构）食堂、养老机构食堂、医疗机构食堂、中央厨房、集体用餐配送单位、连锁餐饮企业等
35	高危易腐食品	指蛋白质或碳水化合物含量较高［通常酸碱度（pH）大于4.6且水分活度（A_w）大于0.85］，常温下容易腐败变质的食品
36	现榨果蔬汁	指以新鲜水果、蔬菜为原料，经压榨、粉碎等方法现场加工制作的供消费者直接饮用的果蔬汁饮品，不包括采用浓浆、浓缩汁、果蔬粉调配而成的饮料
37	现磨谷物类饮品	指以谷类、豆类等谷物为原料，经粉碎、研磨、煮制等方法现场加工制作的供消费者直接饮用的谷物饮品
38	餐饮服务	通过即时加工制作、商业销售和服务性劳动等，向消费者提供食品或食品和消费设施的服务活动
39	餐用具	餐（饮）具和接触直接入口食品的容器、工具、设备

附录2 本教材主要涉及的法律法规、强制标准、规章制度及政府规范性文件

所列的法律法规未按照其效力划分，主要是按与本教材紧密程度分成三级：1级，与本教材关系非常紧密，强烈建议读者认真阅读（用“★★★”标示）；2级，与本教材关系比较紧密，建议阅读（用“★★”标示）；3级，与本教材有关，可以参考阅读（用“★”标示）。我国已经逐步形成了一套食品安全该法律法规和标准体系，数量庞大，且不断更新，在此只列出很少一部分，并在名称后标注本教材参考的版本，建议读者跟踪相关修订动态，阅读最新版本。

级别	名称（版本）	标记
1	《中华人民共和国食品安全法》（2021）	★★★
1	《中华人民共和国食品安全法实施条例》（2019）	★★★
1	《食品安全国家标准 餐饮服务通用卫生规范》（GB 31654—2021）	★★★
1	《餐饮服务食品安全操作规范》（2018）	★★★
1	《企业落实食品安全主体责任监督管理规定》（2022）	★★★
1	《餐饮服务食品安全监督检查操作指南》（2020）	★★★
2	《食品经营许可和备案管理办法》（2023）	★★
2	《食品生产经营风险分级管理办法》（2016）	★★
2	《食品安全国家标准 食品经营过程卫生规范》（GB 31621—2014）	★★
2	《食品相关产品质量安全监督管理暂行办法》（2022）	★★
2	《国家食品安全事故应急预案》（2011）	★★
2	《食品召回管理办法》（2020）	★★
2	《食品生产经营监督检查管理办法》（2021）	★★
2	《食品安全风险监测管理规定》（2021）	★★
2	《餐饮质量安全提升行动方案》（2020）	★★
2	《学校食品安全与营养健康管理规定》（2019）	★★
2	《餐饮服务单位食品安全管理人员培训管理办法》（2011）	★★
2	《网络餐饮服务食品安全监督管理办法》（2017）	★★
2	《食品安全国家标准 餐（饮）具集中消毒卫生规范》（GB 31651—2021）	★★

续表

级别	名称（版本）	标记
2	《餐饮服务明厨亮灶工作指导意见》（2018）	★★
2	《中华人民共和国标准化法》（2017）	★★
3	《食品安全风险评估管理规定》（2021）	★
3	《中华人民共和国工业产品生产许可证管理条例实施办法》（2022）	★
3	《中华人民共和国农产品质量安全法》（2022）	★
3	《食品检验机构资质认定条件》（2016）	★
3	《中华人民共和国认证认可条例》（2020）	★
3	《食品安全国家标准 食品安全性毒理学评价程序》（GB 15193.1—2014）	★
3	《中华人民共和国进出口食品安全管理办法》（2021）	★
3	《中华人民共和国进出口商品检验法》（2021）	★
3	《出入境检验检疫报检规定》（2018）	★
3	《食品安全国家标准 预包装食品标签通则》（GB 7718—2011）	★
3	《农产品质量安全监测管理办法》（2021）	★
3	《市场监督管理行政处罚程序规定》（2022）	★
3	《工业产品生产许可证实施细则通则》（2018）	★
3	《中华人民共和国野生动物保护法》（2023）	★
3	《中华人民共和国渔业法》（2013）	★
3	《中华人民共和国工业产品生产许可证管理条例》（2005）	★
3	《中华人民共和国刑法》（2020）	★
3	《中华人民共和国行政处罚法》（2021）	★
3	《中华人民共和国广告法》（2021）	★
3	《中华人民共和国消费者保护法》（2013）	★
3	《国务院关于加强食品等产品安全监督管理的特别规定》（2007）	★
3	《中华人民共和国计量法》（2018）	★
3	《食品安全抽样检验管理办法》（2022）	★

附录3 《中华人民共和国食品安全法》全文

中华人民共和国食品安全法

（2009年2月28日第十一届全国人民代表大会常务委员会第七次会议通过 2015年4月24日第十二届全国人民代表大会常务委员会第十四次会议修订）

目 录

第一章 总 则

第一条 为了保证食品安全，保障公众身体健康和生命安全，制定本法。

第二条 在中华人民共和国境内从事下列活动，应当遵守本法：

（一）食品生产和加工（以下称食品生产），食品销售和餐饮服务（以下称食品经营）；

（二）食品添加剂的生产经营；

（三）用于食品的包装材料、容器、洗涤剂、消毒剂和用于食品生产经营的工具、设备（以下称食品相关产品）的生产经营；

（四）食品生产经营者使用食品添加剂、食品相关产品；

（五）食品的贮存和运输；

（六）对食品、食品添加剂、食品相关产品的安全管理。

供食用的源于农业的初级产品（以下称食用农产品）的质量安全管理，遵守《中华人民共和国农产品质量安全法》的规定。但是，食用农产品的市场销售、有关质量安全标准的制定、有关安全信息的公布和本法对农业投入品作出规定的，应当遵守本法的规定。

第三条 食品安全工作实行预防为主、风险管理、全程控制、社会共治，建立科学、严格的监督管理制度。

第四条 食品生产经营者对其生产经营食品的安全负责。

食品生产经营者应当依照法律、法规和食品安全标准从事生产经营活动，保证食品安全，诚信自律，对社会和公众负责，接受社会监督，承担社会责任。

第五条 国务院设立食品安全委员会，其职责由国务院规定。

国务院食品安全监督管理部门依照本法和国务院规定的职责，对食品生产经营活动实施监督管理。

国务院卫生行政部门依照本法和国务院规定的职责，组织开展食品安全风险监测和风险评估，会同国务院食品安全监督管理部门制定并公布食品安全国家标准。

国务院其他有关部门依照本法和国务院规定的职责，承担有关食品安全工作。

第六条 县级以上地方人民政府对本行政区域的食品安全监督管理工作负责，统一领导、组织、协调本行政区域的食品安全监督管理工作以及食品安全突发事件应对工作，建立健全食品安全全程监督管理工作机制和信息共享机制。

县级以上地方人民政府依照本法和国务院的规定，确定本级食品安全监督管理、卫生行政部门和其他有关部门的职责。有关部门在各自职责范围内负责本行政区域的食品安全监督管理工作。

县级人民政府食品安全监督管理部门可以在乡镇或者特定区域设立派出机构。

第七条 县级以上地方人民政府实行食品安全监督管理责任制。上级人民政府负责对下一级人民政府的食品安全监督管理工作进行评议、考核。县级以上地方人民政府负责对本级食品安全监督管理部门和其他有关部门的食品安全监督管理工作进行评议、考核。

第八条 县级以上人民政府应当将食品安全工作纳入本级国民经济和社会发展规划，将食品安全工作经费列入本级政府财政预算，加强食品安全监督管理能力建设，为食品安全工作提供保障。

县级以上人民政府食品安全监督管理部门和其他有关部门应当加强沟通、密切配合，按照各自职责分工，依法行使职权，承担责任。

第九条 食品行业协会应当加强行业自律，按照章程建立健全行业规范和奖惩机制，提供食品安全信息、技术等服务，引导和督促食品生产经营者依法生产经营，推动行业诚信建设，宣传、普及食品安全知识。

消费者协会和其他消费者组织对违反本法规定，损害消费者合法权益的行为，依法进行社会监督。

第十条 各级人民政府应当加强食品安全的宣传教育，普及食品安全知识，鼓励社会组织、基层群众性自治组织、食品生产经营者开展食品安全法律、法规以及食品安全标准和知识的普及工作，倡导健康的饮食方式，增强消费者食品安全意识和自我保护能力。

新闻媒体应当开展食品安全法律、法规以及食品安全标准和知识的公益宣传，并对食品安全违法行为进行舆论监督。有关食品安全的宣传报道应当真实、公正。

第十一条 国家鼓励和支持开展与食品安全有关的基础研究、应用研究，鼓励和支持食品生产经营者为提高食品安全水平采用先进技术和先进管理规范。

国家对农药的使用实行严格的管理制度，加快淘汰剧毒、高毒、高残留农药，推动替代产品的研发和应用，鼓励使用高效低毒低残留农药。

第十二条 任何组织或者个人有权举报食品安全违法行为，依法向有关部门了解食品安全信息，对食品安全监督管理工作提出意见和建议。

第十三条 对在食品安全工作中做出突出贡献的单位和个人，按照国家有关规定给予表彰、奖励。

第二章 食品安全风险监测和评估

第十四条 国家建立食品安全风险监测制度，对食源性疾病、食品污染以及食品中的有害因素进行监测。

国务院卫生行政部门会同国务院食品安全监督管理等部门，制定、实施国家食品安全风险监测计划。

国务院食品安全监督管理部门和其他有关部门获知有关食品安全风险信息后，应当立即核实并向国务院卫生行政部门通报。对有关部门通报的食品安全风险信息以及医疗机构报告的食源性疾病等有关疾病信息，国务院卫生行政部门应当会同国务院有关部门分析研究，认为必要的，及时调整国家食品安全风险监测计划。

省、自治区、直辖市人民政府卫生行政部门会同同级食品安全监督管理等部门，根据国家食品安全风险监测计划，结合本行政区域的具体情况，制定、调整本行政区域的食品安全风险监测方案，报国务院卫生行政部门备案并实施。

第十五条 承担食品安全风险监测工作的技术机构应当根据食品安全风险监测计划和监测方案开展监测工作，保证监测数据真实、准确，并按照食品安全风险监测计划和监测方案的要求报送监测数据和分析结果。

食品安全风险监测工作人员有权进入相关食用农产品种植养殖、食品生产经营场所采集样品、收集相关数据。采集样品应当按照市场价格支付费用。

第十六条 食品安全风险监测结果表明可能存在食品安全隐患的，县级以上人民政府卫生行政部门应当及时将相关信息通报同级食品安全监督管理等部门，并报告本级人民政府和上级人民政府卫生行政部门。食品安全监督管理等部门应当组织开展进一步调查。

第十七条 国家建立食品安全风险评估制度，运用科学方法，根据食品安全风险监测信息、科学数据以及有关信息，对食品、食品添加剂、食品相关产品中生物性、化学性和物理性危害因素进行风险评估。

国务院卫生行政部门负责组织食品安全风险评估工作，成立由医学、农业、食品、营养、生物、环境等方面的专家组成的食品安全风险评估专家委员会进行食品安全风险评估。食品安全风险评估结果由国务院卫生行政部门公布。

对农药、肥料、兽药、饲料和饲料添加剂等的安全性评估，应当有食品安全风险评估专家委员会的专家参加。

食品安全风险评估不得向生产经营者收取费用，采集样品应当按照市场价格支付费用。

第十八条 有下列情形之一的，应当进行食品安全风险评估：

（一）通过食品安全风险监测或者接到举报发现食品、食品添加剂、食品相关产品可能存在安全隐患的；

（二）为制定或者修订食品安全国家标准提供科学依据需要进行风险评估的；

（三）为确定监督管理的重点领域、重点品种需要进行风险评估的；

（四）发现新的可能危害食品安全因素的；

（五）需要判断某一因素是否构成食品安全隐患的；

（六）国务院卫生行政部门认为需要进行风险评估的其他情形。

第十九条 国务院食品安全监督管理、农业行政等部门在监督管理工作中发现需要进行食品安全风险评估的，应当向国务院卫生行政部门提出食品安全风险评估的建议，并提供风险来源、相关检验数据和结论等信息、资料。属于本法第十八条规定情形的，国务院卫生行政部门应当及时进行食品安全风险评估，并向国务院有关部门通报评估结果。

第二十条 省级以上人民政府卫生行政、农业行政部门应当及时相互通报食品、食用农产品安全风险监测信息。

国务院卫生行政、农业行政部门应当及时相互通报食品、食用农产品安全风险评估结果等信息。

第二十一条 食品安全风险评估结果是制定、修订食品安全标准和实施食品安全监督管理的科学依据。

经食品安全风险评估，得出食品、食品添加剂、食品相关产品不安全结论的，国务院食品安全监督管理等部门应当依据各自职责立即向社会公告，告知消费者停止食用或者使用，并采取相应措施，确保该食品、食品添加剂、食品相关产品停止生产经营；需要制定、修订相关食品安全国家标准的，国务院卫生行政部门应当会同国务院食品安全监督管理部门立即制定、修订。

第二十二条 国务院食品安全监督管理部门应当会同国务院有关部门，根据食品安全风险评估结果、食品安全监督管理信息，对食品安全状况进行综合分析。对经综合分析表明可能具有较高程度安全风险的食品，国务院食品安全监督管理部门应当及时提出食品安全风险警示，并向社会公布。

第二十三条 县级以上人民政府食品安全监督管理部门和其他有关部门、食品安全风险评估专家委员会及其技术机构，应当按照科学、客观、及时、公开的原则，组织食品生产经营者、食品检验机构、认证机构、食品行业协会、消费者协会以及新闻媒体等，就食品安全风险评估信息和食品安全监督管理信息进行交流沟通。

第三章 食品安全标准

第二十四条 制定食品安全标准，应当以保障公众身体健康为宗旨，做到科学合理、安全可靠。

第二十五条 食品安全标准是强制执行的标准。除食品安全标准外，不得制定其他食品强制性标准。

第二十六条 食品安全标准应当包括下列内容：

（一）食品、食品添加剂、食品相关产品中的致病性微生物，农药残留、兽药残留、生物毒素、重金属等污染物质以及其他危害人体健康物质的限量规定；

（二）食品添加剂的品种、使用范围、用量；

（三）专供婴幼儿和其他特定人群的主辅食品的营养成分要求；

（四）对与卫生、营养等食品安全要求有关的标签、标志、说明书的要求；

（五）食品生产经营过程的卫生要求；

（六）与食品安全有关的质量要求；

（七）与食品安全有关的食品检验方法与规程；

（八）其他需要制定为食品安全标准的内容。

第二十七条 食品安全国家标准由国务院卫生行政部门会同国务院食品安全监督管理部门制定、公布，国务院标准化行政部门提供国家标准编号。

食品中农药残留、兽药残留的限量规定及其检验方法与规程由国务院卫生行政部门、国务院农业行政部门会同国务院食品安全监督管理部门制定。

屠宰畜、禽的检验规程由国务院农业行政部门会同国务院卫生行政部门制定。

第二十八条 制定食品安全国家标准，应当依据食品安全风险评估结果并充分考虑食用农产品安全风险评估结果，参照相关的国际标准和国际食品安全风险评估结果，并将食品安全国家标准草案向社会公布，广泛听取食品生产经营者、消费者、有关部门等方面的意见。

食品安全国家标准应当经国务院卫生行政部门组织的食品安全国家标准审评委员会审查通过。食品安全国家标准审评委员会由医学、农业、食品、营养、生物、环境等方面的专家以及国务院有关部门、食品行业协会、消费者协会的代表组成，对食品安全国家标准草案的科学性和实用性等进行审查。

第二十九条 对地方特色食品，没有食品安全国家标准的，省、自治区、直辖市人民政府卫生行政部门可以制定并公布食品安全地方标准，报国务院卫生行政部门备案。食品安全国家标准制定后，该地方标准即行废止。

第三十条 国家鼓励食品生产企业制定严于食品安全国家标准或者地方标准的企业标准，在本企业适用，并报省、自治区、直辖市人民政府卫生行政部门备案。

第三十一条 省级以上人民政府卫生行政部门应当在其网站上公布制定和备案的食品安全国家标准、地方标准和企业标准，供公众免费查阅、下载。

对食品安全标准执行过程中的问题，县级以上人民政府卫生行政部门应当会同有关部门及时给予指导、解答。

第三十二条 省级以上人民政府卫生行政部门应当会同同级食品安全监督管理、农业行政等部门，分别对食品安全国家标准和地方标准的执行情况进行跟踪评价，并根据评价结果及时修订食品安全标准。

省级以上人民政府食品安全监督管理、农业行政等部门应当对食品安全标准执行中存在的问题进行收集、汇总，并及时向同级卫生行政部门通报。

食品生产经营者、食品行业协会发现食品安全标准在执行中存在问题的，应当立即向卫生行政部门报告。

第四章 食品生产经营

第一节 一般规定

第三十三条 食品生产经营应当符合食品安全标准，并符合下列要求：

（一）具有与生产经营的食品品种、数量相适应的食品原料处理和食品加工、包装、贮存等场所，保持该场所环境整洁，并与有毒、有害场所以及其他污染源保持规定的距离；

（二）具有与生产经营的食品品种、数量相适应的生产经营设备或者设施，有相应的消毒、更衣、盥洗、采光、照明、通风、防腐、防尘、防蝇、防鼠、防虫、洗涤以及处理废水、存放垃圾和废弃物的设备或者设施；

（三）有专职或者兼职的食品安全专业技术人员、食品安全管理人员和保证食品安全的规章制度；

（四）具有合理的设备布局和工艺流程，防止待加工食品与直接入口食品、原料与成品交叉污染，避免食品接触有毒物、不洁物；

（五）餐具、饮具和盛放直接入口食品的容器，使用前应当洗净、消毒，炊具、用具用后应当洗净，保持清洁；

（六）贮存、运输和装卸食品的容器、工具和设备应当安全、无害，保持清洁，防止食品污染，并符合保证食品安全所需的温度、湿度等特殊要求，不得将食品与有毒、有害物品一同贮存、运输；

（七）直接入口的食品应当使用无毒、清洁的包装材料、餐具、饮具和容器；

（八）食品生产经营人员应当保持个人卫生，生产经营食品时，应当将手洗净，穿戴清洁的工作衣、帽等；销售无包装的直接入口食品时，应当使用无毒、清洁的容器、售货工具和设备；

（九）用水应当符合国家规定的生活饮用水卫生标准；

（十）使用的洗涤剂、消毒剂应当对人体安全、无害；

（十一）法律、法规规定的其他要求。

非食品生产经营者从事食品贮存、运输和装卸的，应当符合前款第六项的规定。

第三十四条 禁止生产经营下列食品、食品添加剂、食品相关产品：

（一）用非食品原料生产的食品或者添加食品添加剂以外的化学物质和其他可能危害人体健康物质的食品，或者用回收食品作为原料生产的食品；

（二）致病性微生物，农药残留、兽药残留、生物毒素、重金属等污染物质以及其他危害人体健康的物质含量超过食品安全标准限量的食品、食品添加剂、食品相关产品；

（三）用超过保质期的食品原料、食品添加剂生产的食品、食品添加剂；

（四）超范围、超限量使用食品添加剂的食品；

（五）营养成分不符合食品安全标准的专供婴幼儿和其他特定人群的主辅食品；

（六）腐败变质、油脂酸败、霉变生虫、污秽不洁、混有异物、掺假掺杂或者感官性状异常的食品、食品添加剂；

（七）病死、毒死或者死因不明的禽、畜、兽、水产动物肉类及其制品；

（八）未按规定进行检疫或者检疫不合格的肉类，或者未经检验或者检验不合格的肉类制品；

（九）被包装材料、容器、运输工具等污染的食品、食品添加剂；

（十）标注虚假生产日期、保质期或者超过保质期的食品、食品添加剂；

（十一）无标签的预包装食品、食品添加剂；

（十二）国家为防病等特殊需要明令禁止生产经营的食品；

（十三）其他不符合法律、法规或者食品安全标准的食品、食品添加剂、食品相关产品。

第三十五条 国家对食品生产经营实行许可制度。从事食品生产、食品销售、餐饮服务，应当依法取得许可。但是，销售食用农产品和仅销售预包装食品的，不需要取得许可。仅销售预包装食品的，应当报所在地县级以上地方人民政府食品安全监督管理部门备案。

县级以上地方人民政府食品安全监督管理部门应当依照《中华人民共和国行政许可法》的规定，审核申请人提交的本法第三十三条第一款第一项至第四项规定要求的相关资料，必要时对申请人的生产经营场所进行现场核查；对符合规定条件的，准予许可；对不符合规定条件的，不予许可并书面说明理由。

第三十六条 食品生产加工小作坊和食品摊贩等从事食品生产经营活动，应当符合本法规定的与其生产经营规模、条件相适应的食品安全要求，保证所生产经营的食品卫生、无毒、无害，食品安全监督管理部门应当对其加强监督管理。

县级以上地方人民政府应当对食品生产加工小作坊、食品摊贩等进行综合治理，加强服务和统一规划，改善其生产经营环境，鼓励和支持其改进生产经营条件，进入集中交易市场、店铺等固定场所经营，或者在指定的临时经营区域、时段经营。

食品生产加工小作坊和食品摊贩等的具体管理办法由省、自治区、直辖市制定。

第三十七条　利用新的食品原料生产食品，或者生产食品添加剂新品种、食品相关产品新品种，应当向国务院卫生行政部门提交相关产品的安全性评估材料。国务院卫生行政部门应当自收到申请之日起六十日内组织审查；对符合食品安全要求的，准予许可并公布；对不符合食品安全要求的，不予许可并书面说明理由。

第三十八条　生产经营的食品中不得添加药品，但是可以添加按照传统既是食品又是中药材的物质。按照传统既是食品又是中药材的物质目录由国务院卫生行政部门会同国务院食品安全监督管理部门制定、公布。

第三十九条　国家对食品添加剂生产实行许可制度。从事食品添加剂生产，应当具有与所生产食品添加剂品种相适应的场所、生产设备或者设施、专业技术人员和管理制度，并依照本法第三十五条第二款规定的程序，取得食品添加剂生产许可。

生产食品添加剂应当符合法律、法规和食品安全国家标准。

第四十条　食品添加剂应当在技术上确有必要且经过风险评估证明安全可靠，方可列入允许使用的范围；有关食品安全国家标准应当根据技术必要性和食品安全风险评估结果及时修订。

食品生产经营者应当按照食品安全国家标准使用食品添加剂。

第四十一条　生产食品相关产品应当符合法律、法规和食品安全国家标准。对直接接触食品的包装材料等具有较高风险的食品相关产品，按照国家有关工业产品生产许可证管理的规定实施生产许可。食品安全监督管理部门应当加强对食品相关产品生产活动的监督管理。

第四十二条　国家建立食品安全全程追溯制度。

食品生产经营者应当依照本法的规定，建立食品安全追溯体系，保证食品可追溯。国家鼓励食品生产经营者采用信息化手段采集、留存生产经营信息，建立食品安全追溯体系。

国务院食品安全监督管理部门会同国务院农业行政等有关部门建立食品安全全程追溯协作机制。

第四十三条　地方各级人民政府应当采取措施鼓励食品规模化生产和连锁经营、

配送。

国家鼓励食品生产经营企业参加食品安全责任保险。

第二节　生产经营过程控制

第四十四条　食品生产经营企业应当建立健全食品安全管理制度，对职工进行食品安全知识培训，加强食品检验工作，依法从事生产经营活动。

食品生产经营企业的主要负责人应当落实企业食品安全管理制度，对本企业的食品安全工作全面负责。

食品生产经营企业应当配备食品安全管理人员，加强对其培训和考核。经考核不具备食品安全管理能力的，不得上岗。食品安全监督管理部门应当对企业食品安全管理人员随机进行监督抽查考核并公布考核情况。监督抽查考核不得收取费用。

第四十五条　食品生产经营者应当建立并执行从业人员健康管理制度。患有国务院卫生行政部门规定的有碍食品安全疾病的人员，不得从事接触直接入口食品的工作。

从事接触直接入口食品工作的食品生产经营人员应当每年进行健康检查，取得健康证明后方可上岗工作。

第四十六条　食品生产企业应当就下列事项制定并实施控制要求，保证所生产的食品符合食品安全标准：

（一）原料采购、原料验收、投料等原料控制；

（二）生产工序、设备、贮存、包装等生产关键环节控制；

（三）原料检验、半成品检验、成品出厂检验等检验控制；

（四）运输和交付控制。

第四十七条　食品生产经营者应当建立食品安全自查制度，定期对食品安全状况进行检查评价。生产经营条件发生变化，不再符合食品安全要求的，食品生产经营者应当立即采取整改措施；有发生食品安全事故潜在风险的，应当立即停止食品生产经营活动，并向所在地县级人民政府食品安全监督管理部门报告。

第四十八条　国家鼓励食品生产经营企业符合良好生产规范要求，实施危害分析与关键控制点体系，提高食品安全管理水平。

对通过良好生产规范、危害分析与关键控制点体系认证的食品生产经营企业，认证机构应当依法实施跟踪调查；对不再符合认证要求的企业，应当依法撤销认证，及时向县级以上人民政府食品安全监督管理部门通报，并向社会公布。认证机构实施跟踪调查不得收取费用。

第四十九条　食用农产品生产者应当按照食品安全标准和国家有关规定使用农药、

肥料、兽药、饲料和饲料添加剂等农业投入品，严格执行农业投入品使用安全间隔期或者休药期的规定，不得使用国家明令禁止的农业投入品。禁止将剧毒、高毒农药用于蔬菜、瓜果、茶叶和中草药材等国家规定的农作物。

食用农产品的生产企业和农民专业合作经济组织应当建立农业投入品使用记录制度。

县级以上人民政府农业行政部门应当加强对农业投入品使用的监督管理和指导，建立健全农业投入品安全使用制度。

第五十条 食品生产者采购食品原料、食品添加剂、食品相关产品，应当查验供货者的许可证和产品合格证明；对无法提供合格证明的食品原料，应当按照食品安全标准进行检验；不得采购或者使用不符合食品安全标准的食品原料、食品添加剂、食品相关产品。

食品生产企业应当建立食品原料、食品添加剂、食品相关产品进货查验记录制度，如实记录食品原料、食品添加剂、食品相关产品的名称、规格、数量、生产日期或者生产批号、保质期、进货日期以及供货者名称、地址、联系方式等内容，并保存相关凭证。记录和凭证保存期限不得少于产品保质期满后六个月；没有明确保质期的，保存期限不得少于二年。

第五十一条 食品生产企业应当建立食品出厂检验记录制度，查验出厂食品的检验合格证和安全状况，如实记录食品的名称、规格、数量、生产日期或者生产批号、保质期、检验合格证号、销售日期以及购货者名称、地址、联系方式等内容，并保存相关凭证。记录和凭证保存期限应当符合本法第五十条第二款的规定。

第五十二条 食品、食品添加剂、食品相关产品的生产者，应当按照食品安全标准对所生产的食品、食品添加剂、食品相关产品进行检验，检验合格后方可出厂或者销售。

第五十三条 食品经营者采购食品，应当查验供货者的许可证和食品出厂检验合格证或者其他合格证明（以下称合格证明文件）。

食品经营企业应当建立食品进货查验记录制度，如实记录食品的名称、规格、数量、生产日期或者生产批号、保质期、进货日期以及供货者名称、地址、联系方式等内容，并保存相关凭证。记录和凭证保存期限应当符合本法第五十条第二款的规定。

实行统一配送经营方式的食品经营企业，可以由企业总部统一查验供货者的许可证和食品合格证明文件，进行食品进货查验记录。

从事食品批发业务的经营企业应当建立食品销售记录制度，如实记录批发食品的名称、规格、数量、生产日期或者生产批号、保质期、销售日期以及购货者名称、地址、联系方式等内容，并保存相关凭证。记录和凭证保存期限应当符合本法第五十条第二款的规定。

第五十四条 食品经营者应当按照保证食品安全的要求贮存食品，定期检查库存食品，及时清理变质或者超过保质期的食品。

食品经营者贮存散装食品，应当在贮存位置标明食品的名称、生产日期或者生产批号、保质期、生产者名称及联系方式等内容。

第五十五条 餐饮服务提供者应当制定并实施原料控制要求，不得采购不符合食品安全标准的食品原料。倡导餐饮服务提供者公开加工过程，公示食品原料及其来源等信息。

餐饮服务提供者在加工过程中应当检查待加工的食品及原料，发现有本法第三十四条第六项规定情形的，不得加工或者使用。

第五十六条 餐饮服务提供者应当定期维护食品加工、贮存、陈列等设施、设备；定期清洗、校验保温设施及冷藏、冷冻设施。

餐饮服务提供者应当按照要求对餐具、饮具进行清洗消毒，不得使用未经清洗消毒的餐具、饮具；餐饮服务提供者委托清洗消毒餐具、饮具的，应当委托符合本法规定条件的餐具、饮具集中消毒服务单位。

第五十七条 学校、托幼机构、养老机构、建筑工地等集中用餐单位的食堂应当严格遵守法律、法规和食品安全标准；从供餐单位订餐的，应当从取得食品生产经营许可的企业订购，并按照要求对订购的食品进行查验。供餐单位应当严格遵守法律、法规和食品安全标准，当餐加工，确保食品安全。

学校、托幼机构、养老机构、建筑工地等集中用餐单位的主管部门应当加强对集中用餐单位的食品安全教育和日常管理，降低食品安全风险，及时消除食品安全隐患。

第五十八条 餐具、饮具集中消毒服务单位应当具备相应的作业场所、清洗消毒设备或者设施，用水和使用的洗涤剂、消毒剂应当符合相关食品安全国家标准和其他国家标准、卫生规范。

餐具、饮具集中消毒服务单位应当对消毒餐具、饮具进行逐批检验，检验合格后方可出厂，并应当随附消毒合格证明。消毒后的餐具、饮具应当在独立包装上标注单位名称、地址、联系方式、消毒日期以及使用期限等内容。

第五十九条 食品添加剂生产者应当建立食品添加剂出厂检验记录制度，查验出厂产品的检验合格证和安全状况，如实记录食品添加剂的名称、规格、数量、生产日期或者生产批号、保质期、检验合格证号、销售日期以及购货者名称、地址、联系方式等相关内容，并保存相关凭证。记录和凭证保存期限应当符合本法第五十条第二款的规定。

第六十条 食品添加剂经营者采购食品添加剂，应当依法查验供货者的许可证和产品合格证明文件，如实记录食品添加剂的名称、规格、数量、生产日期或者生产批号、保质期、进货日期以及供货者名称、地址、联系方式等内容，并保存相关凭证。记录和凭证保存期限应当符合本法第五十条第二款的规定。

第六十一条 集中交易市场的开办者、柜台出租者和展销会举办者，应当依法审查入场食品经营者的许可证，明确其食品安全管理责任，定期对其经营环境和条件进行检查，发现其有违反本法规定行为的，应当及时制止并立即报告所在地县级人民政府食品安全监督管理部门。

第六十二条 网络食品交易第三方平台提供者应当对入网食品经营者进行实名登记，明确其食品安全管理责任；依法应当取得许可证的，还应当审查其许可证。

网络食品交易第三方平台提供者发现入网食品经营者有违反本法规定行为的，应当及时制止并立即报告所在地县级人民政府食品安全监督管理部门；发现严重违法行为的，应当立即停止提供网络交易平台服务。

第六十三条 国家建立食品召回制度。食品生产者发现其生产的食品不符合食品安全标准或者有证据证明可能危害人体健康的，应当立即停止生产，召回已经上市销售的食品，通知相关生产经营者和消费者，并记录召回和通知情况。

食品经营者发现其经营的食品有前款规定情形的，应当立即停止经营，通知相关生产经营者和消费者，并记录停止经营和通知情况。食品生产者认为应当召回的，应当立即召回。由于食品经营者的原因造成其经营的食品有前款规定情形的，食品经营者应当召回。

食品生产经营者应当对召回的食品采取无害化处理、销毁等措施，防止其再次流入市场。但是，对因标签、标志或者说明书不符合食品安全标准而被召回的食品，食品生产者在采取补救措施且能保证食品安全的情况下可以继续销售；销售时应当向消费者明示补救措施。

食品生产经营者应当将食品召回和处理情况向所在地县级人民政府食品安全监督管理部门报告；需要对召回的食品进行无害化处理、销毁的，应当提前报告时间、地点。食品安全监督管理部门认为必要的，可以实施现场监督。

食品生产经营者未依照本条规定召回或者停止经营的，县级以上人民政府食品安全监督管理部门可以责令其召回或者停止经营。

第六十四条 食用农产品批发市场应当配备检验设备和检验人员或者委托符合本法规定的食品检验机构，对进入该批发市场销售的食用农产品进行抽样检验；发现不符合食品安全标准的，应当要求销售者立即停止销售，并向食品安全监督管理部门报告。

第六十五条 食用农产品销售者应当建立食用农产品进货查验记录制度，如实记录食用农产品的名称、数量、进货日期以及供货者名称、地址、联系方式等内容，并保存相关凭证。记录和凭证保存期限不得少于六个月。

第六十六条 进入市场销售的食用农产品在包装、保鲜、贮存、运输中使用保鲜剂、防腐剂等食品添加剂和包装材料等食品相关产品，应当符合食品安全国家标准。

第三节 标签、说明书和广告

第六十七条 预包装食品的包装上应当有标签。标签应当标明下列事项：

（一）名称、规格、净含量、生产日期；

（二）成分或者配料表；

（三）生产者的名称、地址、联系方式；

（四）保质期；

（五）产品标准代号；

（六）贮存条件；

（七）所使用的食品添加剂在国家标准中的通用名称；

（八）生产许可证编号；

（九）法律、法规或者食品安全标准规定应当标明的其他事项。

专供婴幼儿和其他特定人群的主辅食品，其标签还应当标明主要营养成分及其含量。

食品安全国家标准对标签标注事项另有规定的，从其规定。

第六十八条 食品经营者销售散装食品，应当在散装食品的容器、外包装上标明食品的名称、生产日期或者生产批号、保质期以及生产经营者名称、地址、联系方式等内容。

第六十九条 生产经营转基因食品应当按照规定显著标示。

第七十条 食品添加剂应当有标签、说明书和包装。标签、说明书应当载明本法第六十七条第一款第一项至第六项、第八项、第九项规定的事项，以及食品添加剂的使用范围、用量、使用方法，并在标签上载明“食品添加剂”字样。

第七十一条 食品和食品添加剂的标签、说明书，不得含有虚假内容，不得涉及疾病预防、治疗功能。生产经营者对其提供的标签、说明书的内容负责。

食品和食品添加剂的标签、说明书应当清楚、明显，生产日期、保质期等事项应当显著标注，容易辨识。

食品和食品添加剂与其标签、说明书的内容不符的，不得上市销售。

第七十二条 食品经营者应当按照食品标签标示的警示标志、警示说明或者注意事项的要求销售食品。

第七十三条 食品广告的内容应当真实合法，不得含有虚假内容，不得涉及疾病预防、治疗功能。食品生产经营者对食品广告内容的真实性、合法性负责。

县级以上人民政府食品安全监督管理部门和其他有关部门以及食品检验机构、食品行业协会不得以广告或者其他形式向消费者推荐食品。消费者组织不得以收取费用或者其他牟取利益的方式向消费者推荐食品。

第四节 特殊食品

第七十四条 国家对保健食品、特殊医学用途配方食品和婴幼儿配方食品等特殊食品实行严格监督管理。

第七十五条 保健食品声称保健功能，应当具有科学依据，不得对人体产生急性、亚急性或者慢性危害。

保健食品原料目录和允许保健食品声称的保健功能目录，由国务院食品安全监督管理部门会同国务院卫生行政部门、国家中医药管理部门制定、调整并公布。

保健食品原料目录应当包括原料名称、用量及其对应的功效；列入保健食品原料目录的原料只能用于保健食品生产，不得用于其他食品生产。

第七十六条 使用保健食品原料目录以外原料的保健食品和首次进口的保健食品应当经国务院食品安全监督管理部门注册。但是，首次进口的保健食品中属于补充维生素、矿物质等营养物质的，应当报国务院食品安全监督管理部门备案。其他保健食品应当报省、自治区、直辖市人民政府食品安全监督管理部门备案。

进口的保健食品应当是出口国（地区）主管部门准许上市销售的产品。

第七十七条 依法应当注册的保健食品，注册时应当提交保健食品的研发报告、产品配方、生产工艺、安全性和保健功能评价、标签、说明书等材料及样品，并提供相关证明文件。国务院食品安全监督管理部门经组织技术审评，对符合安全和功能声称要求的，准予注册；对不符合要求的，不予注册并书面说明理由。对使用保健食品原料目录以外原料的保健食品作出准予注册决定的，应当及时将该原料纳入保健食品原料目录。

依法应当备案的保健食品，备案时应当提交产品配方、生产工艺、标签、说明书以及表明产品安全性和保健功能的材料。

第七十八条 保健食品的标签、说明书不得涉及疾病预防、治疗功能，内容应当真实，与注册或者备案的内容相一致，载明适宜人群、不适宜人群、功效成分或者标志性成分及其含量等，并声明“本品不能代替药物”。保健食品的功能和成分应当与标签、说明书相一致。

第七十九条 保健食品广告除应当符合本法第七十三条第一款的规定外，还应当声明“本品不能代替药物”；其内容应当经生产企业所在地省、自治区、直辖市人民政府食品安全监督管理部门审查批准，取得保健食品广告批准文件。省、自治区、直辖市人民政府食品安全监督管理部门应当公布并及时更新已经批准的保健食品广告目录以及批准的广告内容。

第八十条 特殊医学用途配方食品应当经国务院食品安全监督管理部门注册。注册时，应当提交产品配方、生产工艺、标签、说明书以及表明产品安全性、营养充足性和特殊医学用途临床效果的材料。

特殊医学用途配方食品广告适用《中华人民共和国广告法》和其他法律、行政法规关于药品广告管理的规定。

第八十一条 婴幼儿配方食品生产企业应当实施从原料进厂到成品出厂的全过程质量控制，对出厂的婴幼儿配方食品实施逐批检验，保证食品安全。

生产婴幼儿配方食品使用的生鲜乳、辅料等食品原料、食品添加剂等，应当符合法律、行政法规的规定和食品安全国家标准，保证婴幼儿生长发育所需的营养成分。

婴幼儿配方食品生产企业应当将食品原料、食品添加剂、产品配方及标签等事项向省、自治区、直辖市人民政府食品安全监督管理部门备案。

婴幼儿配方乳粉的产品配方应当经国务院食品安全监督管理部门注册。注册时，应当提交配方研发报告和其他表明配方科学性、安全性的材料。

不得以分装方式生产婴幼儿配方乳粉，同一企业不得用同一配方生产不同品牌的婴幼儿配方乳粉。

第八十二条 保健食品、特殊医学用途配方食品、婴幼儿配方乳粉的注册人或者备案人应当对其提交材料的真实性负责。

省级以上人民政府食品安全监督管理部门应当及时公布注册或者备案的保健食品、特殊医学用途配方食品、婴幼儿配方乳粉目录，并对注册或者备案中获知的企业商业秘密予以保密。

保健食品、特殊医学用途配方食品、婴幼儿配方乳粉生产企业应当按照注册或者备案的产品配方、生产工艺等技术要求组织生产。

第八十三条 生产保健食品，特殊医学用途配方食品、婴幼儿配方食品和其他专供特定人群的主辅食品的企业，应当按照良好生产规范的要求建立与所生产食品相适应的生产质量管理体系，定期对该体系的运行情况进行自查，保证其有效运行，并向所在地县级人民政府食品安全监督管理部门提交自查报告。

第五章 食品检验

第八十四条 食品检验机构按照国家有关认证认可的规定取得资质认定后，方可从事食品检验活动。但是，法律另有规定的除外。

食品检验机构的资质认定条件和检验规范，由国务院食品安全监督管理部门规定。

符合本法规定的食品检验机构出具的检验报告具有同等效力。

县级以上人民政府应当整合食品检验资源，实现资源共享。

第八十五条 食品检验由食品检验机构指定的检验人独立进行。

检验人应当依照有关法律、法规的规定，并按照食品安全标准和检验规范对食品进行检验，尊重科学，恪守职业道德，保证出具的检验数据和结论客观、公正，不得出具虚假检验报告。

第八十六条 食品检验实行食品检验机构与检验人负责制。食品检验报告应当加盖食品检验机构公章，并有检验人的签名或者盖章。食品检验机构和检验人对出具的食品检验报告负责。

第八十七条 县级以上人民政府食品安全监督管理部门应当对食品进行定期或者不定期的抽样检验，并依据有关规定公布检验结果，不得免检。进行抽样检验，应当购买抽取的样品，委托符合本法规定的食品检验机构进行检验，并支付相关费用；不得向食品生产经营者收取检验费和其他费用。

第八十八条 对依照本法规定实施的检验结论有异议的，食品生产经营者可以自收到检验结论之日起七个工作日内向实施抽样检验的食品安全监督管理部门或者其上一级食品安全监督管理部门提出复检申请，由受理复检申请的食品安全监督管理部门在公布的复检机构名录中随机确定复检机构进行复检。复检机构出具的复检结论为最终检验结论。复检机构与初检机构不得为同一机构。复检机构名录由国务院认证认可监督管理、食品安全监督管理、卫生行政、农业行政等部门共同公布。

采用国家规定的快速检测方法对食用农产品进行抽查检测，被抽查人对检测结果有异议的，可以自收到检测结果时起四小时内申请复检。复检不得采用快速检测方法。

第八十九条 食品生产企业可以自行对所生产的食品进行检验，也可以委托符合本法规定的食品检验机构进行检验。

食品行业协会和消费者协会等组织、消费者需要委托食品检验机构对食品进行检验的，应当委托符合本法规定的食品检验机构进行。

第九十条 食品添加剂的检验，适用本法有关食品检验的规定。

第六章 食品进出口

第九十一条 国家出入境检验检疫部门对进出口食品安全实施监督管理。

第九十二条 进口的食品、食品添加剂、食品相关产品应当符合我国食品安全国家标准。

进口的食品、食品添加剂应当经出入境检验检疫机构依照进出口商品检验相关法律、行政法规的规定检验合格。

进口的食品、食品添加剂应当按照国家出入境检验检疫部门的要求随附合格证明材料。

第九十三条 进口尚无食品安全国家标准的食品，由境外出口商、境外生产企业或者其委托的进口商向国务院卫生行政部门提交所执行的相关国家（地区）标准或者国际标准。国务院卫生行政部门对相关标准进行审查，认为符合食品安全要求的，决定暂予适用，并及时制定相应的食品安全国家标准。进口利用新的食品原料生产的食品或者进口食品添加剂新品种、食品相关产品新品种，依照本法第三十七条的规定办理。

出入境检验检疫机构按照国务院卫生行政部门的要求，对前款规定的食品、食品添加剂、食品相关产品进行检验。检验结果应当公开。

第九十四条 境外出口商、境外生产企业应当保证向我国出口的食品、食品添加剂、食品相关产品符合本法以及我国其他有关法律、行政法规的规定和食品安全国家标准的要求，并对标签、说明书的内容负责。

进口商应当建立境外出口商、境外生产企业审核制度，重点审核前款规定的内容；审核不合格的，不得进口。

发现进口食品不符合我国食品安全国家标准或者有证据证明可能危害人体健康的，进口商应当立即停止进口，并依照本法第六十三条的规定召回。

第九十五条 境外发生的食品安全事件可能对我国境内造成影响，或者在进口食品、食品添加剂、食品相关产品中发现严重食品安全问题的，国家出入境检验检疫部门应当及时采取风险预警或者控制措施，并向国务院食品安全监督管理、卫生行政、农业行政部门通报。接到通报的部门应当及时采取相应措施。

县级以上人民政府食品安全监督管理部门对国内市场上销售的进口食品、食品添加剂实施监督管理。发现存在严重食品安全问题的，国务院食品安全监督管理部门应当及时向国家出入境检验检疫部门通报。国家出入境检验检疫部门应当及时采取相应措施。

第九十六条 向我国境内出口食品的境外出口商或者代理商、进口食品的进口商应当向国家出入境检验检疫部门备案。向我国境内出口食品的境外食品生产企业应当经国家出入境检验检疫部门注册。已经注册的境外食品生产企业提供虚假材料，或者因其自身的原因致使进口食品发生重大食品安全事故的，国家出入境检验检疫部门应当撤销注册并公告。

国家出入境检验检疫部门应当定期公布已经备案的境外出口商、代理商、进口商和已经注册的境外食品生产企业名单。

第九十七条 进口的预包装食品、食品添加剂应当有中文标签；依法应当有说明书的，还应当有中文说明书。标签、说明书应当符合本法以及我国其他有关法律、行政法规的规定和食品安全国家标准的要求，并载明食品的原产地以及境内代理商的名称、地址、联系方式。预包装食品没有中文标签、中文说明书或者标签、说明书不符合本条规定的，不得进口。

第九十八条 进口商应当建立食品、食品添加剂进口和销售记录制度，如实记录食品、食品添加剂的名称、规格、数量、生产日期、生产或者进口批号、保质期、境外出口商和购货者名称、地址及联系方式、交货日期等内容，并保存相关凭证。记录和凭证保存期限应当符合本法第五十条第二款的规定。

第九十九条 出口食品生产企业应当保证其出口食品符合进口国（地区）的标准或者合同要求。

出口食品生产企业和出口食品原料种植、养殖场应当向国家出入境检验检疫部门备案。

第一百条 国家出入境检验检疫部门应当收集、汇总下列进出口食品安全信息，并及时通报相关部门、机构和企业：

（一）出入境检验检疫机构对进出口食品实施检验检疫发现的食品安全信息；

（二）食品行业协会和消费者协会等组织、消费者反映的进口食品安全信息；

（三）国际组织、境外政府机构发布的风险预警信息及其他食品安全信息，以及境外食品行业协会等组织、消费者反映的食品安全信息；

（四）其他食品安全信息。

国家出入境检验检疫部门应当对进出口食品的进口商、出口商和出口食品生产企业实施信用管理，建立信用记录，并依法向社会公布。对有不良记录的进口商、出口商和出口食品生产企业，应当加强对其进出口食品的检验检疫。

第一百零一条 国家出入境检验检疫部门可以对向我国境内出口食品的国家（地区）的食品安全管理体系和食品安全状况进行评估和审查，并根据评估和审查结果，确定相应检验检疫要求。

第七章　食品安全事故处置

第一百零二条　国务院组织制定国家食品安全事故应急预案。

县级以上地方人民政府应当根据有关法律、法规的规定和上级人民政府的食品安全事故应急预案以及本行政区域的实际情况，制定本行政区域的食品安全事故应急预案，并报上一级人民政府备案。

食品安全事故应急预案应当对食品安全事故分级、事故处置组织指挥体系与职责、预防预警机制、处置程序、应急保障措施等作出规定。

食品生产经营企业应当制定食品安全事故处置方案，定期检查本企业各项食品安全防范措施的落实情况，及时消除事故隐患。

第一百零三条　发生食品安全事故的单位应当立即采取措施，防止事故扩大。事故单位和接收病人进行治疗的单位应当及时向事故发生地县级人民政府食品安全监督管理、卫生行政部门报告。

县级以上人民政府农业行政等部门在日常监督管理中发现食品安全事故或者接到事故举报，应当立即向同级食品安全监督管理部门通报。

发生食品安全事故，接到报告的县级人民政府食品安全监督管理部门应当按照应急预案的规定向本级人民政府和上级人民政府食品安全监督管理部门报告。县级人民政府和上级人民政府食品安全监督管理部门应当按照应急预案的规定上报。

任何单位和个人不得对食品安全事故隐瞒、谎报、缓报，不得隐匿、伪造、毁灭有关证据。

第一百零四条　医疗机构发现其接收的病人属于食源性疾病病人或者疑似病人的，应当按照规定及时将相关信息向所在地县级人民政府卫生行政部门报告。县级人民政府卫生行政部门认为与食品安全有关的，应当及时通报同级食品安全监督管理部门。

县级以上人民政府卫生行政部门在调查处理传染病或者其他突发公共卫生事件中发现与食品安全相关的信息，应当及时通报同级食品安全监督管理部门。

第一百零五条　县级以上人民政府食品安全监督管理部门接到食品安全事故的报告后，应当立即会同同级卫生行政、农业行政等部门进行调查处理，并采取下列措施，防止或者减轻社会危害：

（一）开展应急救援工作，组织救治因食品安全事故导致人身伤害的人员；

（二）封存可能导致食品安全事故的食品及其原料，并立即进行检验；对确认属于被污染的食品及其原料，责令食品生产经营者依照本法第六十三条的规定召回或者停止经营；

（三）封存被污染的食品相关产品，并责令进行清洗消毒；

（四）做好信息发布工作，依法对食品安全事故及其处理情况进行发布，并对可能产生的危害加以解释、说明。

发生食品安全事故需要启动应急预案的，县级以上人民政府应当立即成立事故处置指挥机构，启动应急预案，依照前款和应急预案的规定进行处置。

发生食品安全事故，县级以上疾病预防控制机构应当对事故现场进行卫生处理，并对与事故有关的因素开展流行病学调查，有关部门应当予以协助。县级以上疾病预防控制机构应当向同级食品安全监督管理、卫生行政部门提交流行病学调查报告。

第一百零六条 发生食品安全事故，设区的市级以上人民政府食品安全监督管理部门应当立即会同有关部门进行事故责任调查，督促有关部门履行职责，向本级人民政府和上一级人民政府食品安全监督管理部门提出事故责任调查处理报告。

涉及两个以上省、自治区、直辖市的重大食品安全事故由国务院食品安全监督管理部门依照前款规定组织事故责任调查。

第一百零七条 调查食品安全事故，应当坚持实事求是、尊重科学的原则，及时、准确查清事故性质和原因，认定事故责任，提出整改措施。

调查食品安全事故，除了查明事故单位的责任，还应当查明有关监督管理部门、食品检验机构、认证机构及其工作人员的责任。

第一百零八条 食品安全事故调查部门有权向有关单位和个人了解与事故有关的情况，并要求提供相关资料和样品。有关单位和个人应当予以配合，按照要求提供相关资料和样品，不得拒绝。

任何单位和个人不得阻挠、干涉食品安全事故的调查处理。

第八章 监督管理

第一百零九条 县级以上人民政府食品安全监督管理部门根据食品安全风险监测、风险评估结果和食品安全状况等，确定监督管理的重点、方式和频次，实施风险分级管理。

县级以上地方人民政府组织本级食品安全监督管理、农业行政等部门制定本行政区域的食品安全年度监督管理计划，向社会公布并组织实施。

食品安全年度监督管理计划应当将下列事项作为监督管理的重点：

（一）专供婴幼儿和其他特定人群的主辅食品；

（二）保健食品生产过程中的添加行为和按照注册或者备案的技术要求组织生产的

情况，保健食品标签、说明书以及宣传材料中有关功能宣传的情况；

（三）发生食品安全事故风险较高的食品生产经营者；

（四）食品安全风险监测结果表明可能存在食品安全隐患的事项。

第一百一十条 县级以上人民政府食品安全监督管理部门履行食品安全监督管理职责，有权采取下列措施，对生产经营者遵守本法的情况进行监督检查：

（一）进入生产经营场所实施现场检查；

（二）对生产经营的食品、食品添加剂、食品相关产品进行抽样检验；

（三）查阅、复制有关合同、票据、账簿以及其他有关资料；

（四）查封、扣押有证据证明不符合食品安全标准或者有证据证明存在安全隐患以及用于违法生产经营的食品、食品添加剂、食品相关产品；

（五）查封违法从事生产经营活动的场所。

第一百一十一条 对食品安全风险评估结果证明食品存在安全隐患，需要制定、修订食品安全标准的，在制定、修订食品安全标准前，国务院卫生行政部门应当及时会同国务院有关部门规定食品中有害物质的临时限量值和临时检验方法，作为生产经营和监督管理的依据。

第一百一十二条 县级以上人民政府食品安全监督管理部门在食品安全监督管理工作中可以采用国家规定的快速检测方法对食品进行抽查检测。

对抽查检测结果表明可能不符合食品安全标准的食品，应当依照本法第八十七条的规定进行检验。抽查检测结果确定有关食品不符合食品安全标准的，可以作为行政处罚的依据。

第一百一十三条 县级以上人民政府食品安全监督管理部门应当建立食品生产经营者食品安全信用档案，记录许可颁发、日常监督检查结果、违法行为查处等情况，依法向社会公布并实时更新；对有不良信用记录的食品生产经营者增加监督检查频次，对违法行为情节严重的食品生产经营者，可以通报投资主管部门、证券监督管理机构和有关的金融机构。

第一百一十四条 食品生产经营过程中存在食品安全隐患，未及时采取措施消除的，县级以上人民政府食品安全监督管理部门可以对食品生产经营者的法定代表人或者主要负责人进行责任约谈。食品生产经营者应当立即采取措施，进行整改，消除隐患。责任约谈情况和整改情况应当纳入食品生产经营者食品安全信用档案。

第一百一十五条 县级以上人民政府食品安全监督管理等部门应当公布本部门的电子邮件地址或者电话，接受咨询、投诉、举报。接到咨询、投诉、举报，对属于本部门职责的，应当受理并在法定期限内及时答复、核实、处理；对不属于本部门职责的，应当移交有权处理的部门并书面通知咨询、投诉、举报人。有权处理的部门应当在法定期限内及时处理，不得推诿。对查证属实的举报，给予举报人奖励。

有关部门应当对举报人的信息予以保密，保护举报人的合法权益。举报人举报所在企业的，该企业不得以解除、变更劳动合同或者其他方式对举报人进行打击报复。

第一百一十六条 县级以上人民政府食品安全监督管理等部门应当加强对执法人员食品安全法律、法规、标准和专业知识与执法能力等的培训，并组织考核。不具备相应知识和能力的，不得从事食品安全执法工作。

食品生产经营者、食品行业协会、消费者协会等发现食品安全执法人员在执法过程中有违反法律、法规规定的行为以及不规范执法行为的，可以向本级或者上级人民政府食品安全监督管理等部门或者监察机关投诉、举报。接到投诉、举报的部门或者机关应当进行核实，并将经核实的情况向食品安全执法人员所在部门通报；涉嫌违法违纪的，按照本法和有关规定处理。

第一百一十七条 县级以上人民政府食品安全监督管理等部门未及时发现食品安全系统性风险，未及时消除监督管理区域内的食品安全隐患的，本级人民政府可以对其主要负责人进行责任约谈。

地方人民政府未履行食品安全职责，未及时消除区域性重大食品安全隐患的，上级人民政府可以对其主要负责人进行责任约谈。

被约谈的食品安全监督管理等部门、地方人民政府应当立即采取措施，对食品安全监督管理工作进行整改。

责任约谈情况和整改情况应当纳入地方人民政府和有关部门食品安全监督管理工作评议、考核记录。

第一百一十八条 国家建立统一的食品安全信息平台，实行食品安全信息统一公布制度。国家食品安全总体情况、食品安全风险警示信息、重大食品安全事故及其调查处理信息和国务院确定需要统一公布的其他信息由国务院食品安全监督管理部门统一公布。食品安全风险警示信息和重大食品安全事故及其调查处理信息的影响限于特定区域的，也可以由有关省、自治区、直辖市人民政府食品安全监督管理部门公布。未经授权不得发布上述信息。

县级以上人民政府食品安全监督管理、农业行政部门依据各自职责公布食品安全日常监督管理信息。

公布食品安全信息，应当做到准确、及时，并进行必要的解释说明，避免误导消费者和社会舆论。

第一百一十九条 县级以上地方人民政府食品安全监督管理、卫生行政、农业行政部门获知本法规定需要统一公布的信息，应当向上级主管部门报告，由上级主管部门立即报告国务院食品安全监督管理部门；必要时，可以直接向国务院食品安全监督管理部门报告。

县级以上人民政府食品安全监督管理、卫生行政、农业行政部门应当相互通报获知的食品安全信息。

第一百二十条 任何单位和个人不得编造、散布虚假食品安全信息。

县级以上人民政府食品安全监督管理部门发现可能误导消费者和社会舆论的食品安全信息，应当立即组织有关部门、专业机构、相关食品生产经营者等进行核实、分析，并及时公布结果。

第一百二十一条 县级以上人民政府食品安全监督管理等部门发现涉嫌食品安全犯罪的，应当按照有关规定及时将案件移送公安机关。对移送的案件，公安机关应当及时审查；认为有犯罪事实需要追究刑事责任的，应当立案侦查。

公安机关在食品安全犯罪案件侦查过程中认为没有犯罪事实，或者犯罪事实显著轻微，不需要追究刑事责任，但依法应当追究行政责任的，应当及时将案件移送食品安全监督管理等部门和监察机关，有关部门应当依法处理。

公安机关商请食品安全监督管理、生态环境等部门提供检验结论、认定意见以及对涉案物品进行无害化处理等协助的，有关部门应当及时提供，予以协助。

第九章　法律责任

第一百二十二条 违反本法规定，未取得食品生产经营许可从事食品生产经营活动，或者未取得食品添加剂生产许可从事食品添加剂生产活动的，由县级以上人民政府食品安全监督管理部门没收违法所得和违法生产经营的食品、食品添加剂以及用于违法生产经营的工具、设备、原料等物品；违法生产经营的食品、食品添加剂货值金额不足一万元的，并处五万元以上十万元以下罚款；货值金额一万元以上的，并处货值金额十倍以上二十倍以下罚款。

明知从事前款规定的违法行为，仍为其提供生产经营场所或者其他条件的，由县级以上人民政府食品安全监督管理部门责令停止违法行为，没收违法所得，并处五万元以上十万元以下罚款；使消费者的合法权益受到损害的，应当与食品、食品添加剂生产经营者承担连带责任。

第一百二十三条 违反本法规定，有下列情形之一，尚不构成犯罪的，由县级以上人民政府食品安全监督管理部门没收违法所得和违法生产经营的食品，并可以没收用于违法生产经营的工具、设备、原料等物品；违法生产经营的食品货值金额不足一万元的，并处十万元以上十五万元以下罚款；货值金额一万元以上的，并处货值金额十五倍以上三十倍以下罚款；情节严重的，吊销许可证，并可以由公安机关对其直接负责的主管人员和其他直接责任人员处五日以上十五日以下拘留：

（一）用非食品原料生产食品、在食品中添加食品添加剂以外的化学物质和其他可能危害人体健康的物质，或者用回收食品作为原料生产食品，或者经营上述食品；

（二）生产经营营养成分不符合食品安全标准的专供婴幼儿和其他特定人群的主辅食品；

（三）经营病死、毒死或者死因不明的禽、畜、兽、水产动物肉类，或者生产经营其制品；

（四）经营未按规定进行检疫或者检疫不合格的肉类，或者生产经营未经检验或者检验不合格的肉类制品；

（五）生产经营国家为防病等特殊需要明令禁止生产经营的食品；

（六）生产经营添加药品的食品。

明知从事前款规定的违法行为，仍为其提供生产经营场所或者其他条件的，由县级以上人民政府食品安全监督管理部门责令停止违法行为，没收违法所得，并处十万元以上二十万元以下罚款；使消费者的合法权益受到损害的，应当与食品生产经营者承担连带责任。

违法使用剧毒、高毒农药的，除依照有关法律、法规规定给予处罚外，可以由公安机关依照第一款规定给予拘留。

第一百二十四条 违反本法规定，有下列情形之一，尚不构成犯罪的，由县级以上人民政府食品安全监督管理部门没收违法所得和违法生产经营的食品、食品添加剂，并可以没收用于违法生产经营的工具、设备、原料等物品；违法生产经营的食品、食品添加剂货值金额不足一万元的，并处五万元以上十万元以下罚款；货值金额一万元以上的，并处货值金额十倍以上二十倍以下罚款；情节严重的，吊销许可证：

（一）生产经营致病性微生物，农药残留、兽药残留、生物毒素、重金属等污染物质以及其他危害人体健康的物质含量超过食品安全标准限量的食品、食品添加剂；

（二）用超过保质期的食品原料、食品添加剂生产食品、食品添加剂，或者经营上述食品、食品添加剂；

（三）生产经营超范围、超限量使用食品添加剂的食品；

（四）生产经营腐败变质、油脂酸败、霉变生虫、污秽不洁、混有异物、掺假掺杂或者感官性状异常的食品、食品添加剂；

（五）生产经营标注虚假生产日期、保质期或者超过保质期的食品、食品添加剂；

（六）生产经营未按规定注册的保健食品、特殊医学用途配方食品、婴幼儿配方乳粉，或者未按注册的产品配方、生产工艺等技术要求组织生产；

（七）以分装方式生产婴幼儿配方乳粉，或者同一企业以同一配方生产不同品牌的婴幼儿配方乳粉；

（八）利用新的食品原料生产食品，或者生产食品添加剂新品种，未通过安全性评估；

（九）食品生产经营者在食品安全监督管理部门责令其召回或者停止经营后，仍拒不召回或者停止经营。

除前款和本法第一百二十三条、第一百二十五条规定的情形外，生产经营不符合法律、法规或者食品安全标准的食品、食品添加剂的，依照前款规定给予处罚。

生产食品相关产品新品种，未通过安全性评估，或者生产不符合食品安全标准的食品相关产品的，由县级以上人民政府食品安全监督管理部门依照第一款规定给予处罚。

第一百二十五条 违反本法规定，有下列情形之一的，由县级以上人民政府食品安全监督管理部门没收违法所得和违法生产经营的食品、食品添加剂，并可以没收用于违法生产经营的工具、设备、原料等物品；违法生产经营的食品、食品添加剂货值金额不足一万元的，并处五千元以上五万元以下罚款；货值金额一万元以上的，并处货值金额五倍以上十倍以下罚款；情节严重的，责令停产停业，直至吊销许可证：

（一）生产经营被包装材料、容器、运输工具等污染的食品、食品添加剂；

（二）生产经营无标签的预包装食品、食品添加剂或者标签、说明书不符合本法规定的食品、食品添加剂；

（三）生产经营转基因食品未按规定进行标示；

（四）食品生产经营者采购或者使用不符合食品安全标准的食品原料、食品添加剂、食品相关产品。

生产经营的食品、食品添加剂的标签、说明书存在瑕疵但不影响食品安全且不会对消费者造成误导的，由县级以上人民政府食品安全监督管理部门责令改正；拒不改正的，处二千元以下罚款。

第一百二十六条 违反本法规定，有下列情形之一的，由县级以上人民政府食品安全监督管理部门责令改正，给予警告；拒不改正的，处五千元以上五万元以下罚款；情节严重的，责令停产停业，直至吊销许可证：

（一）食品、食品添加剂生产者未按规定对采购的食品原料和生产的食品、食品添加剂进行检验；

（二）食品生产经营企业未按规定建立食品安全管理制度，或者未按规定配备或者培训、考核食品安全管理人员；

（三）食品、食品添加剂生产经营者进货时未查验许可证和相关证明文件，或者未按规定建立并遵守进货查验记录、出厂检验记录和销售记录制度；

（四）食品生产经营企业未制定食品安全事故处置方案；

（五）餐具、饮具和盛放直接入口食品的容器，使用前未经洗净、消毒或者清洗消毒不合格，或者餐饮服务设施、设备未按规定定期维护、清洗、校验；

（六）食品生产经营者安排未取得健康证明或者患有国务院卫生行政部门规定的有碍食品安全疾病的人员从事接触直接入口食品的工作；

（七）食品经营者未按规定要求销售食品；

（八）保健食品生产企业未按规定向食品安全监督管理部门备案，或者未按备案的产品配方、生产工艺等技术要求组织生产；

（九）婴幼儿配方食品生产企业未将食品原料、食品添加剂、产品配方、标签等向食品安全监督管理部门备案；

（十）特殊食品生产企业未按规定建立生产质量管理体系并有效运行，或者未定期提交自查报告；

（十一）食品生产经营者未定期对食品安全状况进行检查评价，或者生产经营条件发生变化，未按规定处理；

（十二）学校、托幼机构、养老机构、建筑工地等集中用餐单位未按规定履行食品安全管理责任；

（十三）食品生产企业、餐饮服务提供者未按规定制定、实施生产经营过程控制要求。

餐具、饮具集中消毒服务单位违反本法规定用水，使用洗涤剂、消毒剂，或者出厂的餐具、饮具未按规定检验合格并随附消毒合格证明，或者未按规定在独立包装上标注相关内容的，由县级以上人民政府卫生行政部门依照前款规定给予处罚。

食品相关产品生产者未按规定对生产的食品相关产品进行检验的，由县级以上人民政府食品安全监督管理部门依照第一款规定给予处罚。

食用农产品销售者违反本法第六十五条规定的，由县级以上人民政府食品安全监督管理部门依照第一款规定给予处罚。

第一百二十七条 对食品生产加工小作坊、食品摊贩等的违法行为的处罚，依照省、自治区、直辖市制定的具体管理办法执行。

第一百二十八条 违反本法规定，事故单位在发生食品安全事故后未进行处置、报告的，由有关主管部门按照各自职责分工责令改正，给予警告；隐匿、伪造、毁灭有关证据的，责令停产停业，没收违法所得，并处十万元以上五十万元以下罚款；造成严重后果的，吊销许可证。

第一百二十九条 违反本法规定，有下列情形之一的，由出入境检验检疫机构依照本法第一百二十四条的规定给予处罚：

（一）提供虚假材料，进口不符合我国食品安全国家标准的食品、食品添加剂、食品相关产品；

（二）进口尚无食品安全国家标准的食品，未提交所执行的标准并经国务院卫生行政部门审查，或者进口利用新的食品原料生产的食品或者进口食品添加剂新品种、食品相关产品新品种，未通过安全性评估；

（三）未遵守本法的规定出口食品；

（四）进口商在有关主管部门责令其依照本法规定召回进口的食品后，仍拒不召回。

违反本法规定，进口商未建立并遵守食品、食品添加剂进口和销售记录制度、境外出口商或者生产企业审核制度的，由出入境检验检疫机构依照本法第一百二十六条的规定给予处罚。

第一百三十条 违反本法规定，集中交易市场的开办者、柜台出租者、展销会的举办者允许未依法取得许可的食品经营者进入市场销售食品，或者未履行检查、报告等义务的，由县级以上人民政府食品安全监督管理部门责令改正，没收违法所得，并处五万元以上二十万元以下罚款；造成严重后果的，责令停业，直至由原发证部门吊销许可证；使消费者的合法权益受到损害的，应当与食品经营者承担连带责任。

食用农产品批发市场违反本法第六十四条规定的，依照前款规定承担责任。

第一百三十一条 违反本法规定，网络食品交易第三方平台提供者未对入网食品经营者进行实名登记、审查许可证，或者未履行报告、停止提供网络交易平台服务等义务的，由县级以上人民政府食品安全监督管理部门责令改正，没收违法所得，并处五万元以上二十万元以下罚款；造成严重后果的，责令停业，直至由原发证部门吊销许可证；使消费者的合法权益受到损害的，应当与食品经营者承担连带责任。

消费者通过网络食品交易第三方平台购买食品，其合法权益受到损害的，可以向入网食品经营者或者食品生产者要求赔偿。网络食品交易第三方平台提供者不能提供入网食品经营者的真实名称、地址和有效联系方式的，由网络食品交易第三方平台提供者赔偿。网络食品交易第三方平台提供者赔偿后，有权向入网食品经营者或者食品生产者追偿。网络食品交易第三方平台提供者作出更有利于消费者承诺的，应当履行其承诺。

第一百三十二条 违反本法规定，未按要求进行食品贮存、运输和装卸的，由县级以上人民政府食品安全监督管理等部门按照各自职责分工责令改正，给予警告；拒不改正的，责令停产停业，并处一万元以上五万元以下罚款；情节严重的，吊销许可证。

第一百三十三条 违反本法规定，拒绝、阻挠、干涉有关部门、机构及其工作人员依法开展食品安全监督检查、事故调查处理、风险监测和风险评估的，由有关主管部门按照各自职责分工责令停产停业，并处二千元以上五万元以下罚款；情节严重的，吊销许可证；构成违反治安管理行为的，由公安机关依法给予治安管理处罚。

违反本法规定，对举报人以解除、变更劳动合同或者其他方式打击报复的，应当依照有关法律的规定承担责任。

第一百三十四条 食品生产经营者在一年内累计三次因违反本法规定受到责令停产停业、吊销许可证以外处罚的，由食品安全监督管理部门责令停产停业，直至吊销许可证。

第一百三十五条 被吊销许可证的食品生产经营者及其法定代表人、直接负责的主管人员和其他直接责任人员自处罚决定作出之日起五年内不得申请食品生产经营许可，或者从事食品生产经营管理工作、担任食品生产经营企业食品安全管理人员。

因食品安全犯罪被判处有期徒刑以上刑罚的，终身不得从事食品生产经营管理工作，也不得担任食品生产经营企业食品安全管理人员。

食品生产经营者聘用人员违反前两款规定的，由县级以上人民政府食品安全监督管理部门吊销许可证。

第一百三十六条 食品经营者履行了本法规定的进货查验等义务，有充分证据证明其不知道所采购的食品不符合食品安全标准，并能如实说明其进货来源的，可以免予处罚，但应当依法没收其不符合食品安全标准的食品；造成人身、财产或者其他损害的，依法承担赔偿责任。

第一百三十七条 违反本法规定，承担食品安全风险监测、风险评估工作的技术机构、技术人员提供虚假监测、评估信息的，依法对技术机构直接负责的主管人员和技术人员给予撤职、开除处分；有执业资格的，由授予其资格的主管部门吊销执业证书。

第一百三十八条 违反本法规定，食品检验机构、食品检验人员出具虚假检验报告的，由授予其资质的主管部门或者机构撤销该食品检验机构的检验资质，没收所收取的检验费用，并处检验费用五倍以上十倍以下罚款，检验费用不足一万元的，并处五万元以上十万元以下罚款；依法对食品检验机构直接负责的主管人员和食品检验人员给予撤职或者开除处分；导致发生重大食品安全事故的，对直接负责的主管人员和食品检验人员给予开除处分。

违反本法规定，受到开除处分的食品检验机构人员，自处分决定作出之日起十年内不得从事食品检验工作；因食品安全违法行为受到刑事处罚或者因出具虚假检验报告导致发生重大食品安全事故受到开除处分的食品检验机构人员，终身不得从事食品检验工作。食品检验机构聘用不得从事食品检验工作的人员的，由授予其资质的主管部门或者机构撤销该食品检验机构的检验资质。

食品检验机构出具虚假检验报告，使消费者的合法权益受到损害的，应当与食品生产经营者承担连带责任。

第一百三十九条 违反本法规定，认证机构出具虚假认证结论，由认证认可监督管理部门没收所收取的认证费用，并处认证费用五倍以上十倍以下罚款，认证费用不足一万元的，并处五万元以上十万元以下罚款；情节严重的，责令停业，直至撤销认证机构批准文件，并向社会公布；对直接负责的主管人员和负有直接责任的认证人员，撤销其执业资格。

认证机构出具虚假认证结论，使消费者的合法权益受到损害的，应当与食品生产经营者承担连带责任。

第一百四十条 违反本法规定，在广告中对食品作虚假宣传，欺骗消费者，或者发布未取得批准文件、广告内容与批准文件不一致的保健食品广告的，依照《中华人民共和国广告法》的规定给予处罚。

广告经营者、发布者设计、制作、发布虚假食品广告，使消费者的合法权益受到损害的，应当与食品生产经营者承担连带责任。

社会团体或者其他组织、个人在虚假广告或者其他虚假宣传中向消费者推荐食品，使消费者的合法权益受到损害的，应当与食品生产经营者承担连带责任。

违反本法规定，食品安全监督管理等部门、食品检验机构、食品行业协会以广告或者其他形式向消费者推荐食品，消费者组织以收取费用或者其他牟取利益的方式向消费者推荐食品的，由有关主管部门没收违法所得，依法对直接负责的主管人员和其他直接责任人员给予记大过、降级或者撤职处分；情节严重的，给予开除处分。

对食品作虚假宣传且情节严重的，由省级以上人民政府食品安全监督管理部门决定暂停销售该食品，并向社会公布；仍然销售该食品的，由县级以上人民政府食品安全监督管理部门没收违法所得和违法销售的食品，并处二万元以上五万元以下罚款。

第一百四十一条 违反本法规定，编造、散布虚假食品安全信息，构成违反治安管理行为的，由公安机关依法给予治安管理处罚。

媒体编造、散布虚假食品安全信息的，由有关主管部门依法给予处罚，并对直接负责的主管人员和其他直接责任人员给予处分；使公民、法人或者其他组织的合法权益受到损害的，依法承担消除影响、恢复名誉、赔偿损失、赔礼道歉等民事责任。

第一百四十二条 违反本法规定，县级以上地方人民政府有下列行为之一的，对直接负责的主管人员和其他直接责任人员给予记大过处分；情节较重的，给予降级或者撤职处分；情节严重的，给予开除处分；造成严重后果的，其主要负责人还应当引咎辞职：

（一）对发生在本行政区域内的食品安全事故，未及时组织协调有关部门开展有效处置，造成不良影响或者损失；

（二）对本行政区域内涉及多环节的区域性食品安全问题，未及时组织整治，造成不良影响或者损失；

（三）隐瞒、谎报、缓报食品安全事故；

（四）本行政区域内发生特别重大食品安全事故，或者连续发生重大食品安全事故。

第一百四十三条 违反本法规定，县级以上地方人民政府有下列行为之一的，对直接负责的主管人员和其他直接责任人员给予警告、记过或者记大过处分；造成严重后果的，给予降级或者撤职处分：

（一）未确定有关部门的食品安全监督管理职责，未建立健全食品安全全程监督管理工作机制和信息共享机制，未落实食品安全监督管理责任制；

（二）未制定本行政区域的食品安全事故应急预案，或者发生食品安全事故后未按规定立即成立事故处置指挥机构、启动应急预案。

第一百四十四条 违反本法规定，县级以上人民政府食品安全监督管理、卫生行政、农业行政等部门有下列行为之一的，对直接负责的主管人员和其他直接责任人员给予记大过处分；情节较重的，给予降级或者撤职处分；情节严重的，给予开除处分；造成严重后果的，其主要负责人还应当引咎辞职：

（一）隐瞒、谎报、缓报食品安全事故；

（二）未按规定查处食品安全事故，或者接到食品安全事故报告未及时处理，造成事故扩大或者蔓延；

（三）经食品安全风险评估得出食品、食品添加剂、食品相关产品不安全结论后，未及时采取相应措施，造成食品安全事故或者不良社会影响；

（四）对不符合条件的申请人准予许可，或者超越法定职权准予许可；

（五）不履行食品安全监督管理职责，导致发生食品安全事故。

第一百四十五条 违反本法规定，县级以上人民政府食品安全监督管理、卫生行政、农业行政等部门有下列行为之一，造成不良后果的，对直接负责的主管人员和其他直接责任人员给予警告、记过或者记大过处分；情节较重的，给予降级或者撤职处分；情节严重的，给予开除处分：

（一）在获知有关食品安全信息后，未按规定向上级主管部门和本级人民政府报告，或者未按规定相互通报；

（二）未按规定公布食品安全信息；

（三）不履行法定职责，对查处食品安全违法行为不配合，或者滥用职权、玩忽职守、徇私舞弊。

第一百四十六条 食品安全监督管理等部门在履行食品安全监督管理职责过程中，违法实施检查、强制等执法措施，给生产经营者造成损失的，应当依法予以赔偿，对直接负责的主管人员和其他直接责任人员依法给予处分。

第一百四十七条 违反本法规定，造成人身、财产或者其他损害的，依法承担赔偿责任。生产经营者财产不足以同时承担民事赔偿责任和缴纳罚款、罚金时，先承担民事赔偿责任。

第一百四十八条 消费者因不符合食品安全标准的食品受到损害的，可以向经营者要求赔偿损失，也可以向生产者要求赔偿损失。接到消费者赔偿要求的生产经营者，应当实行首负责任制，先行赔付，不得推诿；属于生产者责任的，经营者赔偿后有权向生产者追偿；属于经营者责任的，生产者赔偿后有权向经营者追偿。

生产不符合食品安全标准的食品或者经营明知是不符合食品安全标准的食品，消费者除要求赔偿损失外，还可以向生产者或者经营者要求支付价款十倍或者损失三倍的赔偿金；增加赔偿的金额不足一千元的，为一千元。但是，食品的标签、说明书存在不影响食品安全且不会对消费者造成误导的瑕疵的除外。

第一百四十九条 违反本法规定，构成犯罪的，依法追究刑事责任。

第十章 附 则

第一百五十条 本法下列用语的含义：

食品，指各种供人食用或者饮用的成品和原料以及按照传统既是食品又是中药材的物品，但是不包括以治疗为目的的物品。

食品安全，指食品无毒、无害，符合应当有的营养要求，对人体健康不造成任何急性、亚急性或者慢性危害。

预包装食品，指预先定量包装或者制作在包装材料、容器中的食品。

食品添加剂，指为改善食品品质和色、香、味以及为防腐、保鲜和加工工艺的需要而加入食品中的人工合成或者天然物质，包括营养强化剂。

用于食品的包装材料和容器，指包装、盛放食品或者食品添加剂用的纸、竹、木、金属、搪瓷、陶瓷、塑料、橡胶、天然纤维、化学纤维、玻璃等制品和直接接触食品或者食品添加剂的涂料。

用于食品生产经营的工具、设备，指在食品或者食品添加剂生产、销售、使用过程中直接接触食品或者食品添加剂的机械、管道、传送带、容器、用具、餐具等。

用于食品的洗涤剂、消毒剂，指直接用于洗涤或者消毒食品、餐具、饮具以及直接接触食品的工具、设备或者食品包装材料和容器的物质。

食品保质期，指食品在标明的贮存条件下保持品质的期限。

食源性疾病，指食品中致病因素进入人体引起的感染性、中毒性等疾病，包括食物中毒。

食品安全事故，指食源性疾病、食品污染等源于食品，对人体健康有危害或者可能有危害的事故。

第一百五十一条 转基因食品和食盐的食品安全管理，本法未作规定的，适用其他法律、行政法规的规定。

第一百五十二条 铁路、民航运营中食品安全的管理办法由国务院食品安全监督管理部门会同国务院有关部门依照本法制定。

保健食品的具体管理办法由国务院食品安全监督管理部门依照本法制定。

食品相关产品生产活动的具体管理办法由国务院食品安全监督管理部门依照本法制定。

国境口岸食品的监督管理由出入境检验检疫机构依照本法以及有关法律、行政法规的规定实施。

军队专用食品和自供食品的食品安全管理办法由中央军事委员会依照本法制定。

第一百五十三条 国务院根据实际需要，可以对食品安全监督管理体制作出调整。

第一百五十四条 本法自2015年10月1日起施行。

参考文献

[1] 罗兰，安玉发，张红霞，等. 我国食品安全现状与风险来源：以餐饮业为例［J］. 中国卫生政策研究，2013，6（7）：51-56.

[2] 南俊华. 餐饮业食品安全控制［M］. 北京：中国标准出版社，2005.

[3] 湖北省团餐快餐生产供应协会. 餐饮服务食品安全操作指南［M］. 北京：中国医药科技出版社，2017.

[4] 国家食品药品监督管理局高级研修学院. 餐饮服务单位食品安全管理人员培训教材［M］. 天津：天津科学技术出版社，2015.

[5] 陈锡江，王旭，张钰英，等. 餐饮服务食品安全监管实务一本通［M］. 广州：广东科技出版社，2011.

[6] 南俊华，郭贵生，陈永祥，等. 餐饮业食品安全控制［M］. 北京：中国标准出版社，2005.

[7] 熊敏，王鑫. 餐饮食品安全［M］. 南京：东南大学出版社，2015.

[8] 王京法，杨滨，马立萍，等. 食品卫生与安全［M］. 昆明：云南大学出版社，2015.